特定非営利活動法人 日本歯周病学会 編

歯周病患者における
抗菌薬適正使用のガイドライン

2020

JSP Guidelines for the Use of Antimicrobial Agents
in Patients with Periodontal Disease 2020

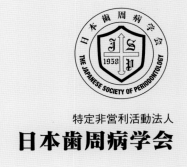

特定非営利活動法人
日本歯周病学会

発刊に寄せて

　歯周病は，デンタルプラーク（デンタルバイオフィルム）が原因となって発症・進行する慢性炎症性疾患であり，その予防・治療の基本がプラークコントロールであることは，いうまでもありません．とりわけ，機械的プラークコントロールがその中心となりますが，adjunctive なアプローチとして，化学的プラークコントロールの重要性も欠くことができません．抗菌薬・消毒薬・洗口薬等を用いた化学的プラークコントロールは，日常臨床に根付いている治療法であります．しかしながら，一連の歯周治療の流れの中で，いかなる時に如何なる方法で化学的プラークコントロールを行うべきか等については，未だ十分なコンセンサスが得られているとは言い難い状況ではないでしょうか．

　日本歯周病学会は，歯科医師ならびに歯科医療従事者に対して，歯周治療における適正な抗菌療法を明快にするためのガイドラインを提供することを目的として，2010 年度に「歯周病患者における抗菌療法の指針」を発刊いたしました．その発刊後約 10 年が経過し，その間に「抗菌療法」に関する新たな科学的エビデンスが構築されました．加えて，医科領域において薬剤耐性菌の問題が大きく取り上げられるようになり，抗菌薬の適正使用に関して，慎重な議論がなされるようになっています．

　このような背景を受け，日本歯周病学会は，医療委員会山崎和久委員長を中心に，「歯周病患者における抗菌薬適正使用のガイドライン 2020」作成ワーキンググループを立ち上げ，前回の指針発刊以降に蓄積された科学的エビデンスを吟味し，内容を全面的に update いたしました．この時間とエネルギーを要する作業に，長きにわたり献身的に取り組んで頂きましたワーキンググループの全メンバーの先生方に感謝を申し上げます．そして，ここに発刊を迎えた本指針が，歯周病認定医・専門医の先生方のみならず，歯周治療に真摯に取り組んで頂いている多くの歯科医療従事者に活用され，ひいては国民の口腔保健の維持・向上さらには全身の健康増進にも寄与することを念じております．

令和 2 年 10 月

特定非営利活動法人　日本歯周病学会

理事長　村 上 伸 也

はじめに

　この度，「歯周病患者における抗菌療法の指針 2010」刊行から 9 年を経て，「歯周病患者における抗菌薬適正使用のガイドライン 2020」を刊行することとなった．本ガイドラインは，エビデンスに基づく歯周治療の推進を目的として，特定非営利活動法人日本歯周病学会が刊行している各種指針・ガイドラインの一つである．

　「歯周病患者における抗菌薬適正使用のガイドライン 2020」の策定は，基本的に「歯周病患者における抗菌療法の指針 2010」を踏襲して，ワーキンググループを立ち上げ，さらに外部評価委員を組織した．本ガイドラインの構成は 2010 年版から基本的に変更は加えられていないが，2010 年版の「抗菌療法の基本原則と症例選択」は，「抗菌薬使用における関連・基礎知識」に改め，症例選択の項目は，新たに「抗菌薬適正使用のフローチャート」として実際の診療で適応しやすい形にまとめ，対象患者，リスク因子の有無，臨床症状に応じて各 CQ に対応させるようにした．また，クリニカル・クエスチョン（CQ），推奨グレード，エビデンスのグレードの見直しを行った．

　近年，抗菌薬の効かない細菌の増加が大きな問題になっており，主要な原因として抗微生物薬の不適切な使用が挙げられる．この問題に対して WHO（世界保健機関）をはじめとする国際社会で様々な取り組みが行われている．わが国においても「薬剤耐性（AMR）アクションプラン 2016-2020」が策定され，医療における抗菌薬の使用量を減らすこと，主な微生物の薬剤耐性率を下げることに関する数値目標が設定されている．こうした動向に鑑み，本ガイドラインにおいても「抗菌療法の関連・基礎知識」に加筆・改訂を加えている．

　また，わが国においては，特有の保険医療制度のため，歯周治療に使用できる抗菌薬に制約があることから，海外でのエビデンスに基づく抗菌薬の使用と状況が異なる．こうした状況については新たに「付帯事項」に記述した．

　以上の基本的改訂方針に基づき，第 1 部「抗菌薬使用における関連・基礎知識」，第 2 部「歯周治療における抗菌薬使用に関する診療ガイドライン」の 2 部構成に改変した．

　「歯周病患者における抗菌薬適正使用のガイドライン」は今後も最新のエビデンスを定期的に織り込みながら，改訂，追加，修正などが継続されていくべきものである．本ガイドラインがわが国における歯周治療の向上に貢献することを期待するとともに，さらに発展を続けていくことを祈念する．

「歯周病患者における抗菌薬適正使用のガイドライン 2020」
策定に関するワーキンググループ

CONTENTS

発刊に寄せて ……………………………………… *iii*

はじめに …………………………………………… *iv*

第 1 部
抗菌薬使用における関連・基礎知識 ……… *1*

1 抗菌薬の適正使用 ……………………… *2*

2 抗菌薬の種類とその作用機序 ………… *3*

3 抗菌薬感受性試験 ……………………… *4*

4 抗菌薬の特性 …………………………… *4*
1. 選択毒性 …………………………… *4*
2. 殺菌作用と静菌作用 ……………… *5*
3. 臓器移行性 ………………………… *5*
4. 代 謝 ……………………………… *6*
5. PAE ………………………………… *6*
6. PK/PD ……………………………… *6*

5 歯性感染症と抗菌薬療法 ……………… *7*

6 歯科治療における抗菌薬予防投与 …… *8*

7 薬剤耐性 ………………………………… *10*

8 歯周病原細菌の薬剤耐性 ……………… *12*

9 AMR 対策アクションプラン …………… *13*

10 抗菌薬使用にあたり必要な細菌検査
および歯周検査 ………………………… *14*

第 2 部
歯周治療における抗菌薬使用に関する
診療ガイドライン ……………………………… *21*

1 本診療ガイドラインの基本理念・作成
手順 ……………………………………… *22*
1. 目的と対象者 ……………………… *22*
2. 本ガイドラインの利用者 ………… *22*
3. 対象疾患 …………………………… *22*
4. 対象薬剤と投与法 ………………… *22*
5. 本ガイドラインを使用する際の注意事項 … *22*
6. クリニカル・クエスチョン（CQ）の選定 *22*
7. 利益相反の申告 …………………… *23*
8. 本ガイドラインワーキンググループ委員 … *23*
9. 本ガイドラインの改訂予定 ……… *24*

2 本ガイドラインで使用したエビデンス
レベルと推奨度 ………………………… *25*
1. 推奨の強さと方向 ………………… *25*
2. 推奨の強さのグレード …………… *25*
3. エビデンス総体の質（確信性）のグレード
………………………………………… *25*

3 クリニカル・クエスチョン（CQ）………… *26*

CQ 1 歯肉膿瘍・歯周膿瘍に対して，抗菌薬をポケット内に投与すべきか？ ………………… *26*

CQ 2 歯周膿瘍に対して，抗菌薬を経口投与すべきか？ ……………………………………… *29*

CQ 3 スケーリング・ルートプレーニングと抗菌薬のポケット内投与を併用すべきか？ ………… *32*

CQ 4 スケーリング・ルートプレーニング後に抗菌薬の経口投与を併用すべきか？ ………… *35*

CQ 5 スケーリング・ルートプレーニング後に歯周ポケット内洗浄を行うべきか？ …………… *38*

CQ 6 フルマウス-スケーリング・ルートプレーニング後に抗菌薬の経口投与を行うべきか？ …… *41*

CQ 7 サポーティブペリオドンタルセラピー（SPT）期に残存している歯周ポケットに対して，抗菌薬のポケット内投与を行うべきか？ ……… *44*

CQ 8 抗菌薬の経口投与後に歯周炎の再発（進行）が認められた場合，繰り返し投与すべきか？ … *47*

CQ 9 進行した歯周炎に対してスケーリング・ルートプレーニングと抗菌薬の経口投与を併用すべきか？ ………………………………… *51*

CQ 10 糖尿病患者において，スケーリング・ルートプレーニング後に抗菌薬を投与すべきか？ … *56*

CQ 11 高リスク心疾患患者におけるスケーリング・ルートプレーニングの際に，抗菌薬の予防的経口投与を行うべきか？ ………………… *60*

CQ 12 喫煙習癖を有する歯周炎患者に抗菌薬の経口投与は有効か？ ……………………… *63*

CQ 13 全身的な合併症等によってスケーリング・ルートプレーニングができない患者に対する抗菌薬投与を行うべきか？ …………………… *66*

CQ 14 壊死性歯周疾患の治療に抗菌薬の経口投与を行うべきか？ ……………………………… *71*

4 CQ に対応した抗菌薬適正使用のフローチャート ………………………………… *75*

5 外部評価 ………………………………… *76*

第1部

抗菌薬使用における
関連・基礎知識

1 抗菌薬の適正使用

　細菌感染症において，抗菌薬の投与は患者の症状の改善を図る有効な手段である．しかし，抗菌薬投与は，時として副作用が生じたり，耐性菌の出現を助長することがある．副作用により患者の治療への障害になることや，耐性菌による感染症は患者の予後に大きな影響を与えることになり，抗菌薬の不適切な使用は患者に種々の有害事象をもたらすことになる．

　抗菌薬の適正使用は三つの観点から考える必要がある．すなわち，安全かつ有効に治療する個人防衛，耐性菌を増やさないという集団防衛，医療資源を有効活用する社会防衛の三つである（図1）．具体的には，患者の感染病態を迅速かつ的確に診断し，抗菌薬投与の必要性を判断し，必要と判断されれば患者の症状改善を最大限に引き出し，有害事象を最小限に留める抗菌薬を使用することが重要である．そのためには，抗菌薬投与の際には，①抗菌薬の選択，②投与量，③投与期間，④投与ルートを適切に判断することが重要となる．

　近年，抗菌薬の不適切な使用により，薬剤耐性菌の出現とそれに伴う感染症が増加し，世界的に問題となっている．2015年に開催された世界保健総会において，薬剤耐性（antimicrobial resistance：AMR）対策に関するグローバルアクションプランが採択され，日本においても2016年4月にAMR対策アクションプランが策定された[1]．その中でも抗菌薬の適正使用は，医療に関わる全ての者が対応すべき薬剤耐性菌対策の重要な課題の一つである．歯科治療の際には，種々の症例において抗菌薬を投与することがあり，その使用については抗菌薬の適正使用の観点を考慮することが望まれる[2]．

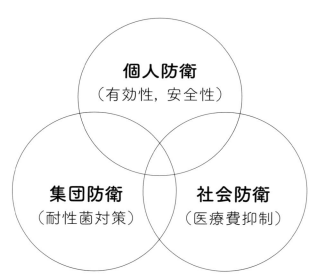

図1　抗菌薬適正使用の三つの観点

2 抗菌薬の種類とその作用機序

　抗菌薬はその作用部位により，大きく細胞壁合成阻害剤，タンパク質合成阻害剤，核酸合成阻害剤に分類される（図2，表1）．細胞壁合成阻害剤には細胞壁合成酵素を標的とする β-ラクタム系薬と細胞壁ペプチドグリカンを標的とするバンコマイシン等がある．タンパク質合成阻害剤には多くの種類があるが，その標的はタンパク合成に関わるリボソームである．核酸合成阻害剤にはDNA合成阻害剤でDNAジャイレース（トポイソメラーゼ）を標的とするキノロン系薬があり，RNA阻害剤にはリファンピシンがある．歯科治療においても外科手術や歯周病治療の際に抗菌薬が使用されることがある．

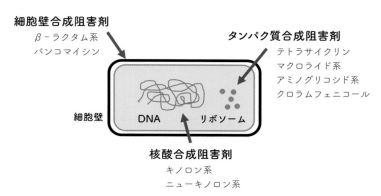

図2　おもな抗菌薬と作用点

表1　主要な抗菌薬一覧

細胞壁合成阻害剤	タンパク質合成阻害剤
(1) β-ラクタム系薬 　ペニシリン系　　アモキシシリン水和物（サワシリン）， 　　　　　　　　　オキサシリン，アンピシリン 　セフェム系 　　第1世代　セファクロル（ケフラール），セファゾリン，セファレキシン 　　第2世代　セフォチアム，セフロキシム（オラセフ） 　　第3世代　セフカペンピボキシル塩酸塩水和物（フロモックス），セフジトレンピボキシル（メイアクトMS），セフジニル（セフゾン），セフォタキシム，セフォペラゾン 　　第4世代　セフピロム，セフェピム，セフォゾプラン (2) グリコペプチド系 　バンコマイシン，テイコプラニン	(1) マクロライド系薬 　クラリスロマイシン（クラリス） 　アジスロマイシン（ジスロマック） (2) アミノグリコシド系薬 　ストレプトマイシン，カナマイシン，アミカシン，ゲンタマイシン，アルベカシン (3) テトラサイクリン系薬 　ミノサイクリン（ミノマイシン），テトラサイクリン，ドキシサイクリン (4) クロラムフェニコール (5) リンコマイシン系 　リンコマイシン，クリンダマイシン（ダラシン） (6) その他 　ムピロシン，リネゾリド，シナシッド
核酸合成阻害剤	
(1) キノロン系薬 　ナリジクス酸 (2) ニューキノロン系薬 　レボフロキサシン（クラビット），ロメフロキサシン塩酸塩，トスフロキサシン酸塩水和物（オゼックス），シタフロキサシン（グレースビット）	

歯科で使用される抗菌薬の商品名を（　）に示す．

3 抗菌薬感受性試験

　抗菌薬の感受性を測定する方法は希釈法と拡散法の二つがある.

　希釈法には液体希釈法と寒天培地希釈法があるが，いずれも2段階に系列希釈した抗菌薬の培地に一定量の細菌を接種し，一定時間培養後に発育の有無を観察する．細菌の増殖が認められない最小濃度を最小発育阻止濃度（minimum inhibitory concentration：MIC）とよぶ．MIC値が低いほど感受性が高いことを意味する.

　拡散法は一定量の被検菌を寒天培地に播種後，寒天培地の上に抗菌薬を含むろ紙（ディスク）を置き，一定時間培養を行う．ろ紙から同心円状に滲出した抗菌薬が播種した細菌の増殖を阻害することで，増殖が阻害された部分が阻止円として観察される．阻止円が大きいほど感受性が高いことを意味する．拡散法においてもEテストとよばれるストリップ状に濃度勾配を付した抗菌薬を含むディスクを用いることで，MIC値を求めることができる（**図3**）．感染症原因菌の種々の抗菌薬感受性を測定することで，適切な抗菌薬を選択する一つの指標となる.

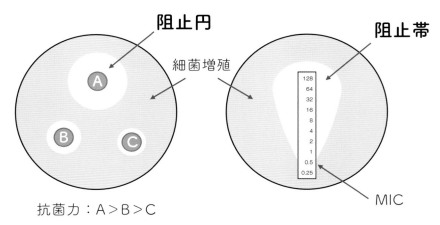

図3　抗菌薬感受性試験（ディスク法とEテスト）

4 抗菌薬の特性

1. 選択毒性

　抗菌薬は投与するヒトに大きな障害を及ぼさず，病原細菌に対して選択的に作用することが重要である．しかし，抗菌薬の投与は時としてヒトに副作用を引き起こすことがあることを十分に考慮することが重要である.

2. 殺菌作用と静菌作用

　抗菌薬には，殺菌的に作用するものと，増殖を抑制する（静菌作用）ものがある（**表2**）．殺菌作用を有する抗菌薬の中には，濃度依存的に殺菌性が高まる抗菌薬と，ある一定濃度以上は殺菌性がほぼ同じになる抗菌薬（時間依存性抗菌薬）がある．濃度依存性抗菌薬はアミノグリコシド系薬およびキノロン系薬があり，時間依存性抗菌薬はβ-ラクタム系薬およびバンコマイシン等がある．

表2　殺菌性と静菌性抗菌薬

殺菌性抗菌薬	静菌性抗菌薬
時間依存性抗菌薬 　β-ラクタム系	テトラサイクリン系 マクロライド系 クロラムフェニコール
濃度依存性抗菌薬 　アミノグリコシド系 　キノロン系	リンコマイシン系 クリンダマイシン

3. 臓器移行性

　臓器移行性は抗菌薬の種類により異なる．経口投与の場合，抗菌薬は血液中に入り，その後臓器に移行していく．臓器移行性を決定する主な要因としては，抗菌薬の分子量と脂溶性がある．分子量が小さく脂溶性が高いと臓器移行性は高くなる．歯周組織の場合には，歯周ポケットには血清成分が滲出しており，主に血液中の抗菌薬が作用すると考えられるが，そのほかに食細胞内へ移行する抗菌薬は歯周組織への移行性も高くなると考えられる（**表3**）．

表3　抗菌薬の臓器移行性

	移行しやすい	移行しにくい
呼吸器	ニューキノロン系 マクロライド系 テトラサイクリン系 リファンピシン アミノグリコシド系	β-ラクタム系
胆道系	ニューキノロン系 マクロライド系 テトラサイクリン系 セフェム系 クリンダマイシン	アミノグリコシド系 カルバペネム系 セフェム系
尿路系	ニューキノロン系 β-ラクタム系全般 アミノグリコシド系	マクロライド系 クリンダマイシン テトラサイクリン系
髄液	ニューキノロン系 マクロライド系 テトラサイクリン系 リファンピシン	β-ラクタム系
食細胞内	ニューキノロン系 マクロライド系 テトラサイクリン系 リファンピシン クリンダマイシン	β-ラクタム系 アミノグリコシド系

4. 代　謝

　一般に抗菌薬の代謝は主に肝臓で行われ，抗菌薬は酸化（水酸化，脱アミノ化など），還元，加水分解，抱合（グルクロン酸抱合，アセチル化など）の代謝を受ける．代謝を受けた抗菌薬は腎臓を経て尿中に排泄されるが，肝臓から胆汁中に排泄され，腸管に入り再吸収される場合がある．また，アミノグリコシド系薬，アセチル基のないセファロスポリン系薬はほとんど代謝を受けずに，尿中に排泄される．多くの場合，代謝により抗菌薬の活性は不活化されるが，活性化される場合もある．抗菌薬の代謝に関与する肝臓，腎臓に障害がある患者の場合には，抗菌薬の使用には注意を要する．

5. PAE

　細菌が抗菌薬と短時間接触後，細菌の増殖が一定時間抑制されることが知られており，その効果を薬剤投与後効果（postantibiotic effect：PAE）という．長い PAE を示す抗菌薬としてアミノグリコシド系薬，キノロン系薬，マクロライド系薬，テトラサイクリン系薬，リファンピシン，クロラムフェニコールがある．β-ラクタム系薬は PAE が短い．

6. PK/PD

　抗菌薬投与において，抗菌薬の吸収，分布，代謝，排泄における体内薬物の推移を示す薬物動態（pharmacokinetics：PK）と薬物投与後の濃度変化と抗菌作用の関係を示す薬力学（pharmacodynamics：PD）を考慮する必要がある．抗菌薬の PK/PD パラメーター（表4）および抗菌薬の薬物動態（図4）を示す．PAE 効果が長い濃度依存的抗菌薬であるキノロン系薬やアミノグリコシド系薬は，ピーク血中濃度（Cmax）を MIC より高くし，曲線下面積（AUC）が大きくなる抗菌薬投与を行う．PAE 効果が短い β-ラクタム系薬では，time above MIC を長く保つことが大切となる．

表4　抗菌薬の PK/PD パラメーター

抗菌効果	PK/PD パラメーター	抗菌薬
濃度依存性殺菌作用と長い持続効果	AUC/MIC or Cmax/MIC（1日投与量，1回投与量が重要）	キノロン系 アミノグリコシド系
時間依存性殺菌作用と短い持続効果	time above MIC（t2/t1）（分割与量が重要）	ペニシリン系 セフェム系 カルバペネム系 モノバクタム系
時間依存性殺菌作用と長い持続効果	AUC/MIC（1日投与量が重要）	クラリスロマイシン アジスロマイシン テトラサイクリン系 バンコマイシン

指標	
AUC/MIC	数値が高いほど有効
Cmax/MIC	数値が高いほど有効
time above MIC（T＞MIC）	％が高いほど有効

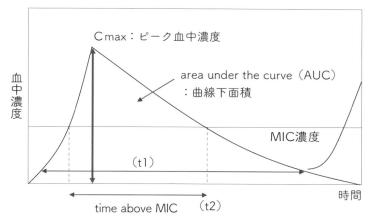

図4　抗菌薬の薬物動態

5 歯性感染症と抗菌薬療法

　歯性感染症は第1群から4群（1群：歯周組織炎，2群：歯冠周囲炎，3群：顎炎，4群：顎骨周辺の蜂巣炎）に分類されており（**表5**），歯周病は第1群の歯周組織炎に該当する．JAID/JSC感染症治療ガイドでは，この分類に従い，経口抗菌薬の適応が決められている[1]．歯周病における抗菌薬の投与は，歯周炎の感染症治療と歯周外科における予防投与（後述）と二つの目的があることを考慮しなければならない．

　第1群の歯性感染症で推奨される抗菌薬はアモキシシリン（amoxicillin：β-ラクタム系薬）であり，ペニシリンアレルギーを有する場合にはクリンダマイシン（clindamycin：リンコマイシン系薬），アジスロマイシン（azithromycin：マクロライド系薬），クラリスロマイシン（clari-thromycin：マクロライド系薬）である[1]．

　また，併せて歯周病に対する内服投与による抗菌薬治療を考えた場合，重度とされる慢性歯周炎の抗菌薬投与の選択基準は，①歯周組織炎の適応症がある，② red complex（*Porphyromonas gingivalis*，*Treponema denticola*，*Tannerella forsythia*）をはじめとする歯周病原細菌に感受性がある，③バイオフィルムへの効果がある，④歯肉組織への薬剤移行性が高い（**表3**），⑤短期

表5　歯性感染症の臨床分類（JAID/JSC感染症治療ガイド2019[1]）

第1群：歯周組織炎
歯髄感染から起こる根尖性歯周組織炎と辺縁性歯周組織炎（歯槽膿漏）がある．これらが原因となり，歯肉膿瘍，歯槽膿瘍，口蓋膿瘍等を形成する
第2群：歯冠周囲炎
主に埋伏智歯が原因である．埋伏智歯の歯冠周囲に，発赤，腫脹，排膿が認められる．膿瘍が形成されることは少ない．歯冠周囲炎が原因で顎炎，蜂巣炎などに炎症が進展することがある．
第3群：顎炎
1群の歯周組織炎，2群の歯冠周囲炎から波及する顎骨炎および顎骨骨髄炎が含まれる．1群および2群に比べて重症で，骨膜下のドレナージが必要である．
第4群：顎骨周辺の蜂巣炎
1群〜3群の炎症が波及する．舌下腺，顎下腺，オトガイ下腺，翼突下顎隙，側咽頭隙，咽頭隙などの隙感染症を含む．隙のドレナージが重要である．

間投与で生物学的半減期が長い，⑥第一選択薬として狭域スペクトラムを考慮する等のポイントを踏まえて選択する必要がある[2-4]．適切かつ効果的な抗菌薬投与には，PK/PD パラメーターも重要な指標の一つとなる[5]．

　しかし，一方で急性症状がある歯周病においては，原因菌の確定を待たずに経験的に抗菌薬を選択し投与する場合がある．このような症例の場合，主要原因菌を推定し，抗菌薬の臓器移行性，耐性菌の誘発性，副作用，経済性を考慮し，抗菌薬を使用する（エンピリックセラピー）．歯周病治療の場合，歯周病検査の経過として得られる歯周組織検査（probing depth：PD，clinical attachment loss：CAL，bleeding on probing：BOP，plaque control record：PCR），歯周病原細菌の活性試験，唾液や血液検査の経過などの診断情報を入手し，診断の妥当性を考慮することが大切である．そして，抗菌薬の投与後の検査結果や治療成績を自己の経験として積み重ねていくことにより，経験的治療の精度を高めていくことが可能になる．エビデンスに基づく経験的治療を念頭に置くことで，広域抗菌薬の多用を回避できる．

　歯周病治療の際の抗菌薬の投与は，利点と欠点との両方があることを念頭に置く必要がある．抗菌薬の投与により歯周病の症状の改善は期待できるが，反面，環境への耐性菌出現の助長および腸内細菌叢の異常を引き起こすことも考慮し，抗菌薬投与を頻用すべきではない（図5）．

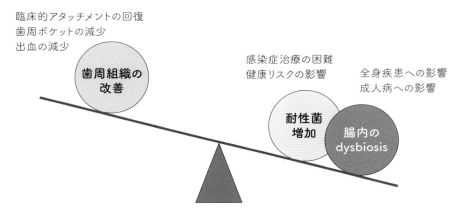

図5　抗菌薬投与の利点と欠点
（Jepsen K and Jepsen S. Periodontol 2000, 71：82-112, 2016 より改変）

6　歯科治療における抗菌薬予防投与

　歯科治療の中で抜歯，歯周外科治療などの観血的処置を行う場合には，細菌が血中に入り込み菌血症を引き起こし，心内膜炎などを発症することがある（表6）．また，歯周病を発症している場合，炎症を起こしている歯周組織から細菌が血管に混入し，菌血症を引き起こすこともある．「感染性心内膜炎の予防と治療に関するガイドライン」では，感染性心内膜炎を引き起こす可能性をレベル分けし，予防的抗菌薬投与を推奨している（表7）[1]．また，「術後感染予防抗菌薬適正使用のための実践ガイドライン」（公益社団法人日本化学療法学会／一般社団法人日本外科感染症学会）においても，歯科の術式においての抗菌薬予防投与の適応について示している（表8）[2]．両ガイドラインとも，抗菌薬の予防投与については，患者の状態（免疫力，体力，合併症など）により考慮する必要性をあげている．経口投与薬については，β-ラクタム系薬にアレルギーがない場合には，アモキシシリンやアンピシリン・クラブラン酸等のβ-ラクタム系薬が推奨さ

表6　歯科処置による菌血症の発症率

歯科処置	発症率（%）
抜歯	18〜100
智歯抜歯	55
スケーリング	8〜79
歯周外科	36〜88
感染根管処置	42
ラバーダム装着	29
ブラッシング	23
咀嚼	38

（「感染性心内膜炎の予防と治療に関するガイドライン（2017年改訂版）」から引用）

表7　成人における感染性心内膜炎の基礎心疾患別リスク

感染性心内膜炎リスク

1. 高度リスク群（感染しやすく，重症化しやすい患者）
   ・生体弁，機械弁による人工弁置換術患者，弁輪リング装着例
   ・感染性心内膜炎の既往を有する患者
   ・複雑性チアノーゼ性先天性心疾患（単心室，完全大血管転位，ファロー四徴症）
   ・体循環系と肺循環系の短絡造設術を実施した患者
2. 中等度リスク群（必ずしも重篤とならないが，心内膜炎発症の可能性が高い患者）
   ・ほとんどの先天性心疾患（単独の心房中隔欠損症【二次孔型】を除く）
   ・後天性弁膜症（逆流を伴わない僧帽弁狭窄症ではリスクは低い）
   ・閉塞性肥大型心筋症
   ・弁逆流を伴う僧帽弁逸脱
   ・人工ペースメーカ，植込み型除細動器などのデバイス植込み患者
   ・長期にわたる中心静脈カテーテル留置患者

（「感染性心内膜炎の予防と治療に関するガイドライン（2017年改訂版）」を改変）

表8　歯科領域における標準術式に対する術後感染予防抗菌薬の適応，推奨抗菌薬，投与期間に関する勧告

術式	予防抗菌薬の適応	推奨抗菌薬	β-ラクタム系抗菌薬アレルギー患者での代替薬	投与期間		備考
				単回または術後時間	推奨グレード	
歯科用インプラント埋入手術	推奨（科学的根拠有）	アモキシシリン（経口1回250mg〜1g）	クリンダマイシン（経口）	単回	強く推奨（科学的根拠有）	手術1時間前に服用
下顎埋伏智歯抜歯手術	推奨（科学的根拠有）	アモキシシリン（経口1回250mg〜1g）クラブラン酸／アモキシシリン（経口1回375mg〜1.5g）	クリンダマイシン（経口）	単回〜48時間	推奨（科学的根拠有）	手術1時間前から服用．骨削除など侵襲の大きな場合や高度な術中汚染を認めた場合は術後投与を考慮
抜歯（感染性心内膜炎の高リスク症例※）	推奨（科学的根拠無）	アモキシシリン（経口1回250mg〜1g）	クリンダマイシン（経口），アジスロマイシン（経口），クラリスロマイシン（経口）	単回	推奨（科学的根拠無）	手術1時間前に服用
抜歯（手術部位感染リスク因子有）	推奨（科学的根拠無）	アモキシシリン（経口1回250mg〜1g）クラブラン酸／アモキシシリン（経口1回375mg〜1.5g）	クリンダマイシン（経口）	単回〜48時間	強く推奨（科学的根拠無）	手術1時間前から服用
抜歯（心内膜炎，手術部位感染リスク因子無）	推奨しない（科学的根拠無）	推奨しない	—	—	—	—

※ ①生体弁，人工弁置換患者，②感染性心内膜炎の既往を有する患者，③複雑性チアノーゼ性先天性心疾患：単心室，完全大血管転位，ファロー四徴症，④体循環系と肺循環系の短絡増設術を実施した患者，⑤ほとんどの先天性心疾患，⑥後天性弁膜症，⑦閉塞性肥大型心筋症
（「術後感染予防抗菌薬適正使用のための実践ガイドライン」を改変）

れており，アレルギーのある場合にはクリンダマイシン，クラリスロマイシン，アジスロマイシンが推奨されている（表9）．また，既に服薬中の患者の場合には，抗菌薬との相互作用について考慮する必要がある（表10）．

　歯肉剥離掻爬術（フラップ手術）等の施行の際には，「術後感染予防抗菌薬適正使用のための実践ガイドライン」の歯科用インプラント埋入手術および下顎埋伏智歯抜歯手術と同程度のグレードを推奨する（表8）．すなわち，手術部位感染のリスクを考慮し，術前1時間前に初回投与を行う．さらに，手術範囲，汚染の状況，骨削除の量など侵襲の程度に応じて，最大で術後48時間までの抗菌薬投与を考慮する．

表9　歯科治療前の抗菌薬の標準的予防投与法（経口投与：成人）

投与方法	β-ラクタム系薬アレルギー	抗菌薬	投与量	投与回数	備考
経口投与可能	なし	アモキシシリン	2g[※1, 2]	単回	処置前1時間
	あり	クリンダマイシン	600mg	単回	処置前1時間
		アジスロマイシン	500mg		
		クラリスロマイシン	400mg		
経口投与不可能	なし	アンピシリン	1〜2g		手術開始前30分以内に静注，筋注，または手術開始時から30分以上かけて点滴静注
		セファゾリン	1g		
		セフトリアキソン	1g	単回	手術開始前30分以内に静注，または手術開始時から30分以上かけて点滴静注
	あり	クリンダマイシン	600mg	単回	手術開始前30分以内に静注，または手術開始時から30分以上かけて点滴静注

（「感染性心内膜炎の予防と治療に関するガイドライン（2017年改訂版）」を改変）

※1　または体重当たり30mg/kg
※2　何らかの理由で2gから減量する場合は初回投与5〜6時間後に500mgの追加投与を考慮する

7 薬剤耐性

　抗菌薬の使用は時として耐性菌の出現をもたらすことがある．1940年代にペニシリンが発見され，臨床に使用されて以来，多くの抗菌薬が開発され使用されている．しかし，抗菌薬の開発の歴史は，同時に耐性菌の出現の歴史でもある．抗菌薬の使用当初は効果を発揮しても，その後，効果がなくなることがある．これを抗菌薬耐性といい，耐性を獲得した菌を耐性菌という．一つの細菌が多くの抗菌薬に耐性をもつことを多剤耐性といい，近年，緑膿菌，結核菌，黄色ブドウ球菌などの多剤耐性菌が問題となっている．

　耐性を獲得する手段は主に，①自身の遺伝子の変異による獲得（内在性獲得），②外来性の遺伝子を獲得（外来性獲得）の二つがある．

　抗菌薬耐性メカニズムは以下のメカニズムが考えられる（図6）．

1）抗菌薬を不活化する酵素

・**分解酵素**：β-ラクタム系薬は細菌の産生するβ-ラクタマーゼ（ペニシリナーゼ，セファロスポリナーゼ）により分解されて抗菌力を失う．

・**修飾酵素**：クロラムフェニコールは細菌の産生するクロラムフェニコールアセチルトランスフェラーゼによりアセチル化され，不活化される．アミノグリコシド系薬も同様に細菌の産生するアセチル化酵素やリン酸化酵素により不活化される．

2）抗菌薬の作用点の変化

・**質的変化**：アミノグリコシド系薬やマクロライド系薬の標的であるリボソームが変異やメチル化により結合が阻害され耐性化する．メチシリン耐性黄色ブドウ球菌においては外来性に獲得した架橋形成酵素であるPBP2'（penicillin binding protein 2 prime）はβ-ラクタム系薬に対する低親和性により耐性化する．

表10　服用薬剤との相互作用

抗菌薬（A）	併用薬物（B）	相互作用
ペニシリン系 　アモキシシリンなど	ワルファリン（抗血栓薬）	腸内細菌によるビタミンKの産生を抑制することによりワルファリンの作用を増強
セフェム系 　セフロキシムアキセチル 　セフカペンピボキシルなど	H₂遮断薬（消化性潰瘍治療薬） アルミニウム・マグネシウム含有制剤（制酸剤） 鉄剤（造血薬） ワルファリン	胃内pH上昇による（A）の吸収低下 胃内pH上昇による（A）の吸収低下 複合体形成による（A）の吸収低下 腸内細菌によるビタミンKの産生を抑制することによりワルファリンの作用を増強
マクロライド系 　クラリスロマイシン 　アジスロマイシンなど	ピモジド（抗精神病薬） エルゴタミン含有製剤（片頭痛薬） ジゴキシン（心不全治療薬） テオフィリン，アミノフィリン（気管支拡張薬） カルバマゼピン（抗てんかん薬） シクロスポリン（免疫抑制薬） タクロリムス（免疫抑制薬） ワルファリン ベンゾジアゼピン誘導体（抗不安薬） カルシウム拮抗薬（抗血圧薬） イトラコナゾール（抗真菌薬）	（B）の作用増強（QT延長，心室性不整脈） （B）の作用増強（血管攣縮） （B）の作用増強 （B）の代謝抑制による（B）の作用増強 （B）の代謝抑制による（B）の作用増強 （B）の代謝抑制による（B）の作用増強 （B）の代謝抑制による（B）の作用増強 （B）の代謝抑制による（B）の作用増強 （B）の代謝抑制による（B）の作用増強 （B）の代謝抑制による（B）の作用増強 （B）の代謝抑制による（B）の作用増強
キノロン系 　レボフロキサシン 　シタフロキサシン	酸性非ステロイド性抗炎症薬 アルミニウム・マグネシウム含有制剤，鉄剤 ワルファリン	痙攣誘発作用の増強 複合体形成による吸収低下 （B）の作用増強
テトラサイクリン系 　ドキシサイクリン 　ミノサイクリンなど	カルシウム，アルミニウム，マグネシウム，鉄剤 ワルファリン ジゴキシン（心不全治療薬） カルバマゼピン フェニトイン（抗てんかん薬） リファンピシン（抗菌薬） バルビツール酸誘導体（抗不安薬）	複合体形成による吸収低下 腸内細菌によるビタミンKの産生を抑制することによりワルファリンの作用を増強 （B）の作用増強 （B）の代謝亢進による（B）の作用減弱 （B）の代謝亢進による（B）の作用減弱 （B）の代謝亢進による（B）の作用減弱 （B）の代謝亢進による（B）の作用減弱
クロラムフェニコール系	骨髄抑制を起こす薬物 ワルファリン シクロスポリン バルビツール酸誘導体 シクロホスファミド（抗悪性腫瘍薬）	骨髄抑制の増強による重篤な血液障害 （B）の作用増強 （B）の作用増強 （B）の代謝亢進による（B）の作用減弱 （B）の代謝亢進による（B）の作用減弱
抗真菌薬 　アンホテリシンB 　ミコナゾール（MCZ） 　イトラコナゾール（ITCZ）	（アンホテリシンB） 腎毒性のある薬物 （MCZ，ITCZ） ピモジド エルゴタミン含有製剤 トリアゾラム（抗不安薬） ワルファリン カルシウム拮抗薬 フェニトイン カルバマゼピン シクロスポリン ドセタキセル，パクリタキセル（抗悪性腫瘍薬）	腎毒性の増強 （B）の作用増強（QT延長，心室性不整脈） （B）の作用増強（血管攣縮） （B）の代謝抑制による（B）の作用増強 （B）の代謝抑制による（B）の作用増強 （B）の代謝抑制による（B）の作用増強 （B）の代謝抑制による（B）の作用増強 （B）の代謝抑制による（B）の作用増強 （B）の代謝抑制による（B）の作用増強 （B）の代謝抑制による（B）の作用増強

・**量的変化**：黄色ブドウ球菌や腸球菌ではβ-ラクタム系薬の標的である架橋形成酵素の発現量が増大することで耐性化する．

3）抗菌薬の細菌の細胞質内蓄積量の変化

・**細菌細胞表層の変化**：グラム陰性菌において，β-ラクタム系薬やテトラサイクリン系薬などは外膜のポーリンタンパク質の孔により透過するが，ポーリンタンパク質の変異により外膜透過性が低くなることで耐性化する．

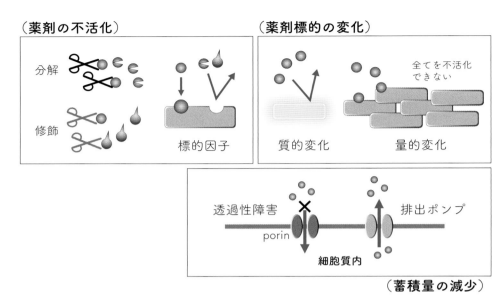

（薬剤の不活化）

分解

修飾

標的因子

（薬剤標的の変化）

全てを不活化
できない

質的変化　　　量的変化

透過性障害

porin

細胞質内

排出ポンプ

（蓄積量の減少）

図6　抗菌薬耐性機序

・**抗菌薬の排出**：細菌はテトラサイクリン系薬やキノロン系薬を細胞外に排出する排出ポンプを保有することで耐性化する.

　現在，世界的に問題となっている耐性菌を下記に列挙する.
1) MRSA（メチシリン耐性黄色ブドウ球菌）：β-ラクタム系薬（メチシリン等）に耐性
2) MRRP（多剤耐性緑膿菌）：イミペネム，アミカシン，シプロフロキサシンに耐性
3) VRE（バンコマイシン耐性腸球菌）：バンコマイシンに耐性
4) MDR（XDR）-TB（多剤／超多剤耐性結核菌）：キノロン，イミペネム，アミノグリコシド系薬などに耐性
5) CPE（カルバペネマーゼ産生腸内細菌科細菌）：カルバペネム分解による耐性
6) CRE（カルバペネム耐性腸内細菌科細菌）：複数の耐性因子によるカルバペネム耐性
7) ESBL産生菌：基質特異性拡張型β-ラクタマーゼを産生し，β-ラクタム系薬に耐性

8 歯周病原細菌の薬剤耐性

　口腔細菌の薬剤感受性については歯周病原細菌についても多数報告されているが，報告により耐性菌の割合は異なっている[1-8].しかし，多くの報告の共通の傾向としては，グラム陰性菌においては *Prevotella* 属の菌種はβ-ラクタマーゼ産生菌の割合が高く，2～3割程度はβ-ラクタム系薬に耐性を示す.*Porphyromonas* 属はβ-ラクタマーゼ産生菌の報告例は少なく，アンピシリンやアモキシシリン等のβラクタム薬に感受性を示す菌が多い.*Fusobacterium* 属はβ-ラクタム系薬に感受性を示すが，マクロライド系薬に耐性を示す菌の割合が高い傾向にある.*Aggregatibacter actinomycetemcomitans* においてもβ-ラクタム系薬に感受性を示す菌の割合が高い報告が多い.*Treponema denticola* や *Tannerella forsythia* の薬剤感受性の報告はほとんどない.歯周病原細菌の azithromycin（マクロライド系），テトラサイクリン，クリンダマイシンなどの感受性においては，概ね感受性を示すが，一部の菌株において耐性を示す報告が多くある.

抗菌薬の全身投与による歯周ポケット内での薬剤耐性菌の出現あるいは増加に関する報告は少ない．Tomita らはニューキノロン薬投与により，一部の細菌種で感受性の低下した菌が認められたことを報告している[9]．しかし，その後の経過により，これらの感受性が低下した菌は一過性であることも報告されている[10]．したがって，抗菌薬の全身投与により，耐性菌の割合が増加することもあるため，その使用量および使用期間については十分に考慮する必要がある．

9 AMR 対策アクションプラン

　近年，抗菌薬に耐性（antimicrobial resistance：AMR）を示す細菌が世界中で増加しており，問題視されている．2013 年においては AMR に起因する死亡者数は 70 万人とされているが，このまま対策を講じないと 2050 年には世界で 1,000 万人の死亡者数になり，がんによる死亡者数を超えるとの報告もある[1]．そこで，2015 年 5 月に世界保健機関（WHO）総会で薬剤耐性に関する国際行動計画が採択された．この動向を踏まえ，わが国では 2016 年 4 月に AMR 対策アクションプランが策定され，2016 年から 2020 年の期間で六つの分野に関する目標および具体的な取り組みが提示された（表 11，12）[2]．また，この対策はヒトの健康を守るためには動物や環境についても考慮するというワンヘルスの視点から取り組むことを提唱している．特に抗菌薬はヒトだけでなく家畜にも使用されており，医療のみならず畜産業における抗菌薬適正使用は重要な課

表 11　AMR 対策アクションプランの目標

1	普及啓発・教育	薬剤耐性に関する知識や理解を深め，専門職等への教育・研修を推進
2	動向調査・監視	薬剤耐性および抗微生物製剤の使用量を継続的に監視し，薬剤耐性の変化や拡大の予兆を的確に把握
3	感染予防・管理	適切な感染予防・管理の実践により，薬剤耐性微生物の拡大を阻止
4	抗微生物製剤の適正使用	医療，畜水産等の分野における抗微生物製剤の適正な使用を推進
5	研究開発・創薬	薬剤耐性の研究や，薬剤耐性微生物に対する予防・診断・治療手段を確保するための研究開発を推進
6	国際協力	国際的視野で多分野と協働し，薬剤対策を推進

表 12　AMR 対策アクションプラン成果目標

成果指標		
ヒトの抗微生物製剤の使用量（人口千人あたりの 1 日抗菌薬使用量）		
指標		2020 年（対 2013 年比）
全体		33% 減
経口セファロスポリン，フルオロキノロン，マクロライド系薬		50% 減
静注抗菌薬		20% 減
指標（医療分野）	2014 年	2020 年（目標値）
肺炎球菌のペニシリン耐性率	48%	15% 以下
黄色ブドウ球菌のメチシリン耐性率	51%	20% 以下
大腸菌のフルオロキノロン耐性率	45%	25% 以下
緑膿菌のカルバペネム耐性率	17%	10% 以下
大腸菌・肺炎桿菌のカルバペネム耐性率	0.1 ～ 0.2%	同水準

題とされている.

　歯科医師は抗菌薬を使用するため，AMR対策アクションプランも念頭に抗菌薬の使用を考慮する必要がある[3]. 抗菌薬投与の有無，第3世代セフェム系薬，キノロン系薬，マクロライド系薬の使用等，症例に応じて考慮した抗菌薬投与が望まれる．また，歯科医師として特に注意すべきことは，歯科治療で抗菌薬投与した際には，腸内細菌等のヒトに寄生する細菌に対して抗菌薬を暴露することになるため，不適切な使用は耐性菌の出現を助長する可能性があることである（図5）.

10　抗菌薬使用にあたり必要な細菌検査および歯周検査

　細菌検査は，スケーリング，ルートプレーニング（SRP）など機械的プラークコントロールが奏功しにくい部位や患者に応用すべきである．また，細菌検査の実施時期については，抗菌療法実施前あるいは，診断が確立している場合には，機械的な治療前に実施する.

　細菌検査の目的は，①診断の一助，②治療効果を改善するための適切な抗菌療法および抗菌薬の選択，③治療効果のモニタリング，④抗菌薬の過剰投与や誤った使用を回避して副作用や耐性菌の増加を抑制することである（**表13**）[1-4].

　細菌検査で主にモニターする細菌としては，いわゆる歯周病原細菌である *Porphyromonas gingivalis, Tannerella forsythia, Treponema denticola* の red complex 菌群と *Aggregatibacter actinomycetemcomitans* があげられる[5-8]. これらの細菌に対する抗菌薬の選択は，目標とする歯周病原細菌の同定およびリスク判定と in vitro の MIC の結果を参考とした経験的データに基づく抗菌薬の選択（rational antibiotic therapy）と抗菌療法後の難治抵抗性歯周炎に対しては，培養感受性検査に基づく抗菌薬の選択（specific antibiotic therapy）がある[9]. **表14** は，現在まで報告された臨床研究，総説をもとにした，「細菌検査結果に基づく経口抗菌薬の選択」のまとめである．メトロニダゾールは，嫌気性歯周病原細菌が検出される歯周病に対して臨床的および細菌学的改善効果が認められ，特に *A. actinomycetemcomitans* の感染症例に対しては，ペニシリン系抗菌薬であるアモキシシリンとの複合投与が有効である（レベル2，推奨度C1）[10, 11]. ただし，国内においては本薬剤の歯周組織炎への適応は認められていない．そのほか，オーグメンチン，ドキシサイクリン，クリンダマイシン，シプロフロキサシンも同様である．また，レボフロキサシンに関する臨床研究は現在までなされていない．近年では歯周病原細菌においても種々の抗菌薬耐性の報告がなされており，かつ AMR 対策において第3世代セフェム，マクロライド系薬，キノロン系薬の適正使用が提唱されている．このような観点からも抗菌薬の選択に際

表13　抗菌薬使用における細菌検査の目的

診断の一助	付加的な抗菌薬投与が有効な部位や患者の選択 （効果の得られない部位や患者を除外する）
投与方法，抗菌薬の選択	部位および患者レベルの歯周病原細菌の同定，リスク判定結果から，局所あるいは経口投与および抗菌薬を選択する
治療効果のモニタリング	抗菌薬投与後の病変の進行や緩解に関連する菌量，菌比率のモニタリングによる治療目標の設定やリコール間隔の決定
副作用の抑制	過剰な（経験的な）抗菌薬の使用や誤った使用（抗菌スペクトルの不一致）による副作用や耐性菌の増加を回避する

表14 細菌検査に基づく経口抗菌薬の選択（臨床研究報告および総説からまとめた参考例）

目標細菌				抗菌薬					
A.a.	P.g.	T.f.	T.d.	ペニシリン系①	テトラサイクリン系②	マクロライド系③	ニューキノロン系④	リンコマイシン誘導体⑤	ニトロイミダゾール⑥
+				C	S		S・C	S	C
	+			S	S	S		S	S
		+							S
	+	+	+	C		S			S・C
+	+	+	+	C			S		C

①アモキシシリン*，オーグメンチン（アモキシシリン＋クラブラン酸カリウム）　②テトラサイクリン*，ミノサイクリン*，ドキシサイクリン　③クラリスロマイシン*，アジスロマイシン*　④レボフロキサシン*，シプロフロキサシン　⑤クリンダマイシン　⑥メトロニダゾール　　　　　　　　　　　（＊　国内における歯周組織炎の適応あり）
S：単独投与　C：複合投与（アモキシシリン，オーグメンチン，シプロフロキサシン＋メトロニダゾール）
エビデンスレベル：1＋～2：アモキシシリン＋メトロニダゾール，メトロニダゾール
　　　　　　　　2－～3：アジスロマインシン，テトラサイクリン，オーグメンチン，ドキシサイクリン
　　　　　　　　4～6：レボフロキサシン

表15 歯周治療における細菌検査の利用法

ステージ	検査目的	感度	特異度	検査法	コスト
スクリーニング	ハイリスク患者の判別	中	高	酵素活性，DNA，インベーダー（LAMP）	低中
治療計画立案	抗菌薬使用，抗菌薬の選択	高	中	PCR（PCRインベーダー）培養感受性テスト（血漿抗体価）	高(中)
治療効果のモニタリング・再評価	歯周病原細菌の存在確認	高	高	PCR（PCRインベーダー）	高(中)
SPT	歯周病原細菌のモニタリング	中	中	酵素活性，DNA（血漿抗体価）	中低

しては注意を要する．今後，原因菌の薬剤感受性を調べた上での抗菌薬選択を行うなど，抗菌薬適正使用に向けた検討が必要である．

　細菌検査は，抗菌療法に付随して実施する場合には，培養法より臨床操作性，検出感度および結果の再現性の点で遺伝子定量検査法（リアルタイムPCR法，定量性PCR法）が優れているが，サンプル量が目標とする細菌の定量結果に影響を及ぼすため，サンプリング法の規格化が重要である（表15）[4, 9, 12, 13]．一般的には，歯，部位レベルの検査法として，歯肉縁下プラークをペーパーポイントで採取する方法と，患者（個人）レベルの検出法として，パラフィンなどを噛んで採取した混合唾液を使用する方法や，治療効果のモニタリングを目的とした場合には1/4顎単位での歯周ポケット内からのペーパーポイントを用いたプールドサンプル法もある．歯周病の進行悪化には，縁上，縁下バイオフィルムの構成菌群や口腔内常在菌群および歯周ポケット外に定着した歯周病原細菌が相互に関連していることから，今後，種々のサンプリング法の目的に応じた使い分けや併用および細菌叢の評価の臨床的意義が検討されるべきである[14]．

　また，抗菌療法の対象部位および患者を選択，あるいは，治療効果をモニタリングするためには，歯，部位レベルおよび患者（個人）レベルの臨床検査項目と診断基準を設定し，治療反応性を評価する必要がある．表16に現在までの臨床研究報告，総説から妥当と考えられる抗菌療法における臨床および細菌検査項目とリスク判定基準の参考値を示した[15-23]．患者レベルのプロービング深さ（PD）検査項目として，重度広汎型の目安は，全顎のPD平均値が4.5mm以上，

表 16　抗菌薬使用における臨床，細菌検査項目とリスク判定基準（臨床研究報告および総説からまとめた参考値）

検査項目		歯・部位レベル			患者（個人）レベル		
		H	M	L	H	M	L
臨床検査	患者コンプライアンス†				不可	可	良
	PCR*	3.2	1	0	50%≦	25%≧	10%≧
	BOP	‡	+	−	50%≦	25%≧	10%≧
	PD	6.7mm≦	5.6mm	4mm≧			
	全顎 PD 平均				4.5mm≦	4.0mm≧	3.5mm≧
	PD≧5, 6mm 部位率				30%≦	20%≧	10%≧
	骨吸収・年齢比**				0.8≦	0.5≦	0.4≧
	PD≧5-6mm 減少量	1mm＞	1～2mm	2mm＜			
	PD≧5-6mm 減少率‡				60%≧	70%≧	80%≧
	BOP 減少	−		+			
	BOP 減少率				10%≧	30%≧	50%≧
	平均 PD 増加率（mm/ 年 / 患者）##				0.4≦	0.2～0.3	0.2≧
	喪失歯率（歯 / 年 / 患者）##				0.4≦	0.1～0.3	0.1≧
細菌検査	P.g.♭				10^{4-5}（1%）≦	10^3（0.1%）≧	10^2（0.01%）≧
	A.a.♭				10^{3-4}（0.1%）≦		未検出
	red complex♭				10^{5-6}（5%）≦	10^4（0.5%）≧	10^3（0.1%）≧
	BANA♭♭	‡, +	±, −	−			
	血漿抗体価（P.g.）				5≦	2.5≧	1≧

H：ハイリスク　M：ミドルリスク　L：ローリスク
　†：quality assessment（2000）の基準　AA：良　A：可　B，C：不可
　*：歯，部位レベル：PI
**：平均骨吸収%／年齢比（X-P は全顎，パントモは臼歯部の平均骨吸収%）
　‡：PD5-6mm 以上の部位が治療後に 2mm 以上の PD 減少を示した部位率（治療抵抗性歯周炎の診断基準の参考値）
##：SPT 時における難治性歯周炎の診断基準の参考値
　♭：リアルタイム PCR 法による菌量（相対的菌比率）プールドサンプル法（唾液サンプルの場合は 1/10 量を目安とする）
　　　red complex：P.g. + T.f. + T.d.
♭♭：酵素活性テストによる判定
注）血漿抗体価の抗菌薬使用後のリスク判定基準に関するエビデンスはなし

　　30%以上の骨吸収を伴う PD 5，6mm 以上の部位率が 30%以上である．また，PD 5，6mm 以上の部位が治療後に 2mm 以上減少した部位率は，BOP 減少率とともに，治療抵抗性を評価する目安となる[24]．今後，抗菌療法の臨床有用性を評価する上で，これらの検査項目および判定基準値の妥当性を検証する必要がある．

参考文献

1 抗菌薬の適正使用

1. 厚生労働省．薬剤耐性（AMR）対策アクションプラン（2016-2020）．2016.
2. Jepsen K, Jepsen S. Antibiotics/antimicrobials：systemic and local administration in the therapy of mild to moderately advanced periodontitis. Periodontol 2000, 71（1）：82-112, 2016.

5 歯性感染症と抗菌薬療法

1. JAID/JSC 感染症治療ガイド・ガイドライン作成委員会編．JAID/JSC 感染症治療ガイド 2019, XV 歯性感染症．日本感染症学会／日本化学療法学会，272-274, 2019.
2. Socransky SS, Haffajee AD. Dental biofilms：difficult therapeutic targets. Periodontol 2000, 28：12-55, 2002.
3. Tamura A, Ara T, Imamura Y, Fujii T, Wang PL. The effects of antibiotics on in vitro biofilm model of periodontal disease. Eur J Med Res, 13：439-445, 2008.
4. 戸塚恭一．多剤耐性菌時代の抗菌薬化学療法—現状と将来への展望—．日本内科学雑誌，92（11）：93-97, 2003.
5. 日本化学療法学会．抗菌薬適正使用支援プログラム実践のためのガイダンス．日本化学療法学会雑誌，65（5）：650-687, 2017.

6 歯科治療における抗菌薬予防投与

1. 日本化学療法学会／日本外科感染症学会 術後感染予防抗菌薬適正使用に関するガイドライン作成委員会．術後感染予防抗菌薬適正使用のための実践ガイドライン．日本化学療法学会雑誌，64：153-232, 2016.
2. JAID/JSC 感染症治療ガイド・ガイドライン作成委員会編．JAID/JSC 感染症治療ガイド 2019, XV 歯性感染症，日本感染症学会／日本化学療法学会，272-274, 2019.

8 歯周病原細菌の薬剤耐性

1. Ardila CM, Granada MI, Guzmán IC. Antibiotic resistance of subgingival species in chronic periodontitis patients. J Periodont Res, 45：557-563, 2010.
2. Arredondo A, Blanc V, Mor C, Nart J, León R. Azithromycin and erythromycin susceptibility and macrolide resistance genes in Prevotella from patients with periodontal disease. Oral Dis, 25（3）：860-867, 2019.
3. Kuriyama T, Karasawa T, Nakagawa K, Nakamura S, Yamamoto E. Antimicrobial susceptibility of major pathogens of orofacial odontogenic infections to 11 β-lactam antibiotics. Oral Microbiol Immunol, 17（5）：285-289, 2002.
4. Kuriyama T, Williams DW, Yanagisawa M, Iwahara K, Shimizu C, Nakagawa K, Yamamoto E, Karasawa T. Antimicrobial susceptibility of 800 anaerobic isolates from patients with dentoalveolar infection to 13 oral antibiotics. Oral Microbiol Immunol, 22：285-288, 2007.
5. Rams TE, Degener JE, van Winkelhoff AJ. Antibiotic Resistance in Human Chronic Periodontitis Microbiota. J Periodontol, 85：160-169, 2014.
6. Okamoto-Shibayama K, Sekino J, Yoshikawa K, Saito A, Ishihara K. Antimicrobial susceptibility profiles of oral Treponema species. Anaerobe, 48：242-248, 2017.
7. Senhorinho GNA, Nakano V, Liu C, Song Y, Finegold SM, Avila-Campos MJ. Occurrence and antimicrobial susceptibility of Porphyromonas spp. and Fusobacterium spp. in dogs with and without periodontitis. Anaerobe, 8（4）：381-385, 2012.
8. van Winkelhoff AJ, Herrera D, Oteo A, Sanz M. Antimicrobial profiles of periodontal pathogens isolated from periodontitis patients in the Netherlands and Spain. J Clin Periodontol, 32：

893–898, 2005.

9. Tomita S, Kasai S, Ihara Y, Imamura K, Kita D, Ota K, Kinumatsu T, Nakagawa T, Saito A. Effects of systemic administration of sitafloxacin on subgingival microflora and antimicrobial susceptibility profile in acute periodontal lesions. Microbial Pathogenesis, 71-72：1-7, 2014.

10. Tomita S, Kasai S, Imamura K, Ihara Y, Kita D, Ota K, Sekino J, Nakagawa T, Saito A. Changes in antimicrobial susceptibility profile and prevalence of quinolone low-sensitive strains in subgingival plaque from acute periodontal lesions after systemic administration of sitafloxacin. Microbial Pathogenesis, 79：41-46, 2015.

⑨ AMR 対策アクションプラン

1. O'Neill J. Antimicrobial resistance：tackling a crisis for the health and wealth of nations. The Review on Antimicrobial Resistance, 2014.
2. 厚生労働省. 薬剤耐性（AMR）対策アクションプラン（2016-2020）. 2016.
3. Jepsen K, Jepsen S. Antibiotics/antimicrobials：systemic and local administration in the therapy of mild to moderately advanced periodontitis. Periodontol 2000, 71：82-112, 2016.

⑩ 抗菌薬使用にあたり必要な細菌検査および歯周検査

1. Listgarten MA, Loomer PM. Microbial identification in the management of periodontal disease. A systematic review. Ann Periodontol, 8：182-192, 2003.
2. Loomer PM. Microbiological diagnostic testing in the treatment of periodontal disease. Periodontol 2000, 34：49-56, 2004.
3. Van Winkelhoff AJ, Winkel EG. Microbiological diagnostics in periodontics：biological significance and clinical validity. Periodontol 2000, 39：40-52, 2005.
4. 三辺正人, 吉野敏明編著. 細菌検査を用いた歯周治療のコンセプト リスクコントロールとしての抗菌療法. 医学情報社, 東京, 2005.
5. Casas A, Herrera D, Martín-Carnes J, González I, O'Connor A, Sanz M. Influence of sampling strategy on microbiological results before and after periodontal treatment. J periodontal, 78：1103-1112, 2007.
6. Jervøe-Storm PM, Alahdab H, Koltzscher M, Fimmers R, Jepsen S. Comparison of curet and paper point sampling of subgingival bacteria as analyzed by real-time polymerase chain reactions. J Periodontol, 78：79-86, 2007.
7. Boutaga K, Savelkoul PHM, Winkel EG, van Winkelhoff AJ. Comparison of subgingival bacterial sampling with oral lavage for detection and quantification of periodontal pathogens by real-time polymerase chain reaction. J periodontal, 78：79-86, 2007.
8. Umeda M, Contreras A, Chen C, Bakker I, Slots J. The utility of whole saliva to detect the oral presence of periodontopathic bacteria. J Periodontol, 69：828-33, 2006.
9. Shaddox LM, Walker C. Microbial testing in periodontics：value, limitation and future directions. Periodontol 2000, 50：25-38, 2009.
10. Winkel EG, Van Winkelhoff AJ, Timmerman MF, Van der Velden U, Van der Weijden GA. Amoxicillin plus metronidazole in the treatment of adult periodontitis patients. A double-blind placebo-controlled study. J Clin Periodontol, 28：296-305, 2001.
11. Cionca N, Giannopoulou C, Ugolotti G, Mombelli A. Microbiologic testing and outcomes of full-mouth scaling and root planing with or without amoxicillin/metronidazole in chronic periodontitis. J periodontal, 81：15-23, 2010.
12. 三辺正人. 歯周治療における細菌検査の意義. 歯科ジャーナル, 31：87-97, 1990.
13. Slots J. Microbial analysis in supportive periodontal therapy. Periodontol 2000, 12：56-59, 1996.
14. Beikler T, Schnitzer S, Abdeen G, Ehmke B, Eisenacher M, Flemmig TF. Sampling strategy for intraoral detection of periodontal pathogens before and following periodontal therapy. J Peri-

odontol, 77 : 1323-1332, 2006.

15. Socransky SS, Haffajee AD, Cugini MA, Smith C, Kent Jr. RL. Microbial complexes in subgingival plaque. J Clin Periodontol, 25 : 134-144, 1998.

16. Suvan JE. Effectiveness of mechanical nonsurgical therapy. Periodontol, 37 : 48-71, 2005.

17. Killoy WJ. The clinical significance of local chemotherapies. J Clin periodontal, 29 (Suppl. 2) : 22-29, 2002.

18. Greenstein G, Lamster I. Efficacy of periodontal therapy : statistical versus clinical significance. J periodontol, 71 : 657-662, 2000.

19. Greestein G. Clinical versus statistical significance as they relate to the efficacy of periodontal therapy. J Am Dent Assoc, 134 : 583-591, 2003.

20. Araujo MWB, Hovey KM, Benedek JR, Grossi SG, Dorn J, Wactawski-Wende J, Genco RJ, Trevisan M. Reproducibility of probing depth measurements using a constant-force electronic probe : analysis of inter- and intraexaminer variability. J Periodontol, 74 : 1736-1740, 2003.

21. Vanooteghem R, Hutchens LH, Garrett S, Kiger R, Egelberg J. Bleeding on probing and probing depth as indicators of the response to plaque control and root debridement. J Clin Periodontol, 14 : 226-230, 1987.

22. Guerrero A, Griffiths GS, Nibali L, Suvan J, Moles DR, Laurell L, Tonetti MS. Adjunctive benefits of systemic amoxicillin and metronidazole in non-surgical treatment of generalized aggressive periodontitis : a randomized placebo-controlled clinical trial. J Clin Periodontol, 32 : 1096-1107, 2005.

23. Kudo C, Naruishi K, Maeda H, Abiko Y, Hino T, Iwata M, Mitsuhashi C, Murakami S, Nagasawa T, Nagata T, Yoneda S, Nomura Y, Noguchi T, Numabe Y, Ogata Y, Sato T, Shimauchi H, Yamazaki K, Yoshimura A, Takashiba S : Assessment of the Plasma/Serum IgG Test to Screen for Periodontitis. J Dent Res, 91 : 1190-1195, 2012.

24. Hughes FJ, Syed M, Koshy B, Bostanci N, McKay IJ, Curtis MA, Marcenes W, Croucher RE. Prognostic factors in the treatment of generalized aggressive periodontitis. II. Effects of smoking on initial outcome. J Clin Periodontol, 33 : 671-676, 2006.

第2部

歯周治療における抗菌薬使用に関する診療ガイドライン

1 本診療ガイドラインの基本理念・作成手順

1. 目的と対象者

　日本において依然高い罹患率を有する歯周病，特に歯槽骨吸収を伴う歯周炎において，スケーリング・ルートプレーニング（SRP）からなる歯周基本治療や歯周外科治療に加えて，抗菌薬の経口投与法や歯周ポケット内投与法がある．本ガイドラインは，歯周病患者に対しての「抗菌薬の適正使用」と，結果としての「国民への安心な医療提供」を目的としている．

2. 本ガイドラインの利用者

　歯周治療に従事する歯科医師ならびに歯科医療従事者である．

3. 対象疾患

　本ガイドラインでは，「歯周炎」，「歯肉膿瘍」，「歯周膿瘍（急性発作）」および「壊死性歯周疾患」を対象疾患とした．

4. 対象薬剤と投与法

　対象となる薬剤は，「抗菌薬」が中心であり，一般的な洗口剤や口腔粘膜の消毒薬，栄養補助剤としてのサプリメントについては対象外とした．また，投与方法については，「経口投与」と「ポケット内投与」に関しての記載となっているが，抜歯や歯周外科後の術後感染予防のための経口投与に関しては除外した．

5. 本ガイドラインを使用する際の注意事項

　本ガイドラインは臨床現場における歯科医療従事者の意思決定を支援するために推奨を提供するものであり，提示された推奨に必ず従うよう強要するものではない．実際の判断は，個々の状況に応じて担当医の裁量のもと行われるべきである．

　本ガイドラインの推奨は，それらに従って医療判断を行えば患者の転帰が必ず改善することを保証するものではない．また，本ガイドラインは医療訴訟等に使用される対象物ではなく，推奨を参考に臨床現場で歯科医療行為に関する判断を行ったことで生じた結果に対して，本ガイドライン作成ワーキンググループは一切の責任を負うものではない．

6. クリニカル・クエスチョン（CQ）の選定

　ワーキンググループメンバーによる会議を重ね，「歯周病患者における抗菌療法の指針2010」におけるCQの全面的な見直しを行い，現在の歯周治療体系ならびに抗菌薬使用を取り巻く状況に即し，以下のように選定した．また，実際の診療現場での使いやすさを考慮して，各CQに対応する「抗菌薬使用のフローチャート」を添付してある．

CQ1 歯肉膿瘍・歯周膿瘍に対して，抗菌薬をポケット内に投与すべきか？

CQ2 歯周膿瘍に対して，抗菌薬を経口投与すべきか？

CQ3 スケーリング・ルートプレーニングと抗菌薬のポケット内投与を併用すべきか？

CQ4 スケーリング・ルートプレーニング後に抗菌薬の経口投与を併用すべきか？

CQ5 スケーリング・ルートプレーニング後に歯周ポケット内洗浄を行うべきか？

CQ6 フルマウス-スケーリング・ルートプレーニング後に抗菌薬の経口投与を行うべきか？

CQ7 サポーティブペリオドンタルセラピー（SPT）期に残存している歯周ポケットに対して，抗菌薬のポケット内投与を行うべきか？

CQ8 抗菌薬の経口投与後に歯周炎の再発（進行）が認められた場合，繰り返し投与すべきか？

CQ9 進行した歯周炎に対してスケーリング・ルートプレーニングと抗菌薬の経口投与を併用すべきか？

CQ10 糖尿病患者において，スケーリング・ルートプレーニング後に抗菌薬を投与すべきか？

CQ11 高リスク心疾患患者におけるスケーリング・ルートプレーニングの際に，抗菌薬の予防的経口投与を行うべきか？

CQ12 喫煙習癖を有する歯周炎患者に抗菌薬の経口投与は有効か？

CQ13 全身的な合併症等によってスケーリング・ルートプレーニングができない患者に対する抗菌薬投与を行うべきか？

CQ14 壊死性歯周疾患の治療に抗菌薬の経口投与を行うべきか？

7. 利益相反の申告

各CQにおけるワーキングメンバーの利益相反について確認した．また，全メンバーが特定非営利活動法人日本歯周病学会会員であり，本ガイドライン作成にかかる費用は同学会予算より支出された．

8. 本ガイドラインワーキンググループ委員

山崎　和久（委員長）	新潟大学大学院医歯学総合研究科・教授
五味　一博（副委員長）	鶴見大学歯学部歯周病学講座・教授
中川　種昭（副委員長）	慶應義塾大学医学部歯科・口腔外科学教室・教授
小松澤　均（副委員長）	広島大学大学院医系科学研究科・教授
河口　浩之	広島大学病院口腔総合診療科・教授
北村　正博	大阪大学大学院歯学研究科・准教授
栗原　英見	広島大学名誉教授・下松デンタルアカデミー専門学校校長
齋藤　淳	東京歯科大学歯周病学講座・教授
髙柴　正悟	岡山大学大学院医歯薬学総合研究科・教授
内藤　徹	福岡歯科大学総合歯科学講座・教授
沼部　幸博	日本歯科大学生命歯学部歯周病学講座・教授
廣藤　卓雄	福岡歯科大学総合歯科学講座・教授
三辺　正人	神奈川歯科大学大学院歯学研究科・教授
両角　俊哉	神奈川歯科大学大学院歯学研究科・准教授
山本　松男	昭和大学歯学部歯周病学講座・教授
吉成　伸夫	松本歯科大学歯科保存学講座（歯周）・教授

■ワーキング協力者
　小出　容子（昭和大学歯学部歯周病学講座）
　小松　康高（新潟大学医歯学総合病院予防・保存系歯科）
　長野　孝俊（鶴見大学歯学部歯周病学講座）
　森田　浩光（福岡歯科大学総合歯科学講座）

■外部評価者
　金子　明寛　日本歯科薬物療法学会・元理事長／東海大学医学部外科学系口腔外科・元教授
　齋藤　昭彦　新潟大学大学院医歯学総合研究科小児科学分野・教授
　大毛　宏喜　広島大学病院感染症科・教授
　具　　芳明　国立国際医療研究センター病院・AMR 臨床リファレンスセンター

9. 本ガイドラインの改訂予定

　本ガイドラインに記載された内容は，出版時点でのガイドラインであり，将来的にはこの分野での科学的エビデンスがさらに蓄積された適切な時期（5 年後を目安）に本学会で再び作成委員会を立ち上げ，改訂版を作成したいと考えている.

監修：特定非営利活動法人日本歯周病学会　理事長　村上伸也
作成日時：令和 2（2020）年 10 月 30 日

2 本ガイドラインで使用したエビデンスレベルと推奨度

1. 推奨の強さと方向

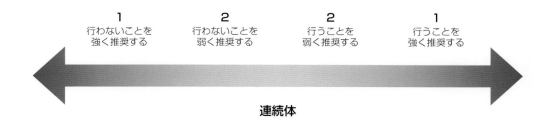

	1	2	2	1
	行わないことを 強く推奨する	行わないことを 弱く推奨する	行うことを 弱く推奨する	行うことを 強く推奨する

連続体

2. 推奨の強さのグレード

推奨の強さ	表現	数字	定義	説明
強い推奨	～する／しない ことを強く 推奨する	1	介入による望ましい効果（利益）が望ましくない効果（害・負担・コスト）を上回る，または下回る確信が強い．	明確な根拠がない限り，ほとんどの環境でほぼ全員の患者に行うべき治療である．
弱い推奨	～する／しない ことを弱く 推奨する	2	介入による望ましい効果（利益）が望ましくない効果（害・負担・コスト）を上回る，または下回る確信が弱い．	推奨の内容に従うことが提案されるが，実際の判断は現場の状況や患者の価値観に応じて決めるべきであり，推奨に反する判断をすることも許容される．

3. エビデンス総体の質（確信性）のグレード

質（確信性）のグレード	記号
High（高）	A
Moderate（中）	B
Low（低）	C
Very low（非常に低）	D

3 クリニカル・クエスチョン (CQ)

CQ1 歯肉膿瘍・歯周膿瘍に対して，抗菌薬をポケット内に投与すべきか？

推奨

歯肉膿瘍に対しては，抗菌薬のポケット内投与の有効性を示す根拠が認められないことから，抗菌薬のポケット内投与を行わないことを推奨する．
GRADE 1D（推奨の強さ「強い推奨」／エビデンスの確信性「非常に低」）

歯周膿瘍に対しては，抗菌薬（2%ミノサイクリン塩酸塩）の歯周ポケット内投与は，有効な治療の選択肢として推奨される．
GRADE 1A（推奨の強さ「強い推奨」／エビデンスの確信性「高」）

1. 付帯事項

　抗菌薬のポケット内投与は抗菌薬の使用量が少量で耐性菌の出現や副作用のリスクが小さいと考えられることから，全身疾患を有する患者などに歯周膿瘍が生じ観血的に歯周ポケットや切開部からの排膿が困難な症例では，歯周膿瘍に対する治療法として推奨される．しかしながら，比較的容易にドレナージによる排膿を図ることが可能な症例では，歯周ポケットや切開部からの排膿を選択することを推奨する．

2. 背景・目的

　歯周組織の膿瘍は，病変が歯肉結合組織に限局した歯肉膿瘍と深部の歯周組織に化膿性病変が波及した歯周膿瘍に分類される．
　歯肉膿瘍はポケットの有無に関係なく歯肉に外傷や細菌感染が生じて形成される．一方，歯周膿瘍は中等度から重度の歯周炎により生じる根分岐部病変や歯槽骨欠損部位に存在する歯周ポケットの開口部が閉鎖され局所に膿が貯留することにより生じる．そして，歯周膿瘍は咬合性外傷が存在する部位や感染に対する抵抗性の低い糖尿病患者などにおいて多発し，病変が広範囲に及び歯頬移行部を超えた腫脹を伴うこともある．
　歯肉膿瘍と歯周膿瘍は急性の激しい痛みを伴うことが多いことから，一般に慢性の経過を辿ることが多い歯周病の中では，緊急の治療が必要とされる数少ない状況といえる．特に，歯周膿瘍は，発症時に急激な歯周組織破壊が生じることがあり，迅速な診断・治療が必要である．

3. 解説

　歯肉膿瘍は細菌感染や外傷が辺縁部や歯間部の歯肉に限局していることから，魚の骨などの異物が原因の場合はその除去を行うが，口腔清掃に注意し経過観察することで通常治癒する．一方，歯周膿瘍は，罹患歯の歯周組織破壊が大きく抜歯適応となる場合を除き，歯周ポケットや切開部

からドレナージによる排膿を図り病変部の軟組織を搔爬することが治療法の第一選択となる．歯周膿瘍に対する抗菌薬の全身投与は，全身疾患などによりドレナージによる排膿が困難な場合に加え，膿瘍が多発した場合や膿瘍が局所に限局しないで全身への影響が危惧される場合などに実施することが推奨される．

　歯周膿瘍に対する抗菌薬の歯周ポケット内投与の有効性を評価した文献は少ないが，わが国で行われた臨床研究の結果がいくつか報告されている．すなわち，急性歯周膿瘍を対象に，生理食塩水による歯周ポケット内洗浄を行った群と，同様のポケット内洗浄に加え徐放性を有する「2％歯科用塩酸ミノサイクリン軟膏（ペリオクリン®）」の歯周ポケット内投与を行った群とを比較した研究で，ペリオクリン®投与群のほうが疼痛やプロービング深さなどの臨床症状の改善がより認められたことが報告されている[2, 6]．これらの報告では細菌学的な検討もなされており，ポケット内洗浄処置のみの群に比べてペリオクリン®投与群において，歯肉縁下プラーク細菌の総菌数や *Tannerella forsythia*, *Porphyromonas gingivalis*, *Treponema denticola* の著明な減少が認められていることから，ペリオクリン®の歯周ポケット内投与による歯周病細菌の減少が臨床症状の改善をもたらすと考えられる．また，歯周炎の急性症状出現時における歯周ポケット内へのペリオクリン®単独投与群とポケット内洗浄とセフェム系抗菌薬の経口投与の併用群との治療効果を比較した研究において，ペリオクリン®投与群のほうが早期に臨床症状の改善が認められたことが報告されている[4]．

　以上の結果に，抗菌薬のポケット内投与に使用する抗菌薬が少量で耐性菌の出現や副作用のリスクが小さいことを加味すると，抗菌薬（2％ミノサイクリン塩酸塩）の歯周ポケット内投与は歯周膿瘍に対する有効な治療として推奨される．現在わが国では，歯周疾患による急性症状出現時に症状の緩解を目的として，2％ミノサイクリン塩酸塩を含む二つの薬剤（ペリオクリン®とペリオフィール®）の歯周ポケット内へ注入が保険適応されており，歯周膿瘍が局所に限局しドレナージによる排膿が困難な場合には，それらの薬剤のポケット内投与を行うことを推奨する．

4.　文献検索

　文献データベースとして，PubMed（https://www.ncbi.nlm.nih.gov/pubmed/）と医中誌（https://login.jamas.or.jp）を用いて文献検索を行った（最終検索日2020年1月21日）．

PubMed
（用語と検索方法）

#1	periodontal abscess OR gingival abscess OR acute phase periodont*	1,551
#2	topical antibiotics OR local delivery OR topical OR local	882,495
#3	#1 AND #2	114
#4	#3 AND（Clinical trial OR Review）AND Humans AND（English OR Japanese）	26
	Title, Abstract の吟味	3

医中誌
（用語と検索方法）

#1	歯肉膿瘍	57
#2	歯周膿瘍	104
#3	急性歯周炎	165
#4	急性症状	591
#5	Minocycline／ペリオクリン	6,325
#6	Minocycline／ペリオフィール	6,296
#7	#1 OR #2 OR #3 OR #4	764
#8	#5 OR #6	6,327
#9	#7 AND #8	9
	Title, Abstract の吟味	3

5. 参考文献

1. Dahlén G. Microbiology and treatment of dental abscesses and periodontal-endodontic lesions. Periodontol 2000, 28：206-239, 2002.
2. Eguchi T, Koshy G, Umeda M, Iwanami T, Suga J, Nomura Y, Kawanami M, Ishikawa I. Microbial changes in patients with acute periodontal abscess after treatment detected by PadoTest. Oral Dis, 14：180-184, 2008.
3. Herrera D, Alonso B, de Arriba L, Santa Cruz I, Serrano C, Sanz M. Acute periodontal lesions. Periodontol 2000, 65：149-177, 2014.
4. 伊藤　弘，原　良成，仲谷　寛，沼部幸博，鴨井久一．歯科用塩酸ミノサイクリン軟膏が歯周疾患の急性症状に及ぼす影響．日歯周誌，35：263-270，1993.
5. 野口俊英，浅井昭博，小出雅則，酒井秀人，森田佳宏，森　厚，高田哲夫，村瀬元康，上田信男，黒柳隆穂，西山左枝子，石川和弘，石原裕一，吉成伸夫，稲垣幸司，天埜克彦，福田光男，山田　了，中川種昭，大島みどり，北村秀和．辺縁性歯周炎の急性症状に対する塩酸ミノサイクリン含有局所投与薬剤の臨床的および細菌学的評価．日歯周誌，37：725-736，1995.
6. 梅田　誠，萩原さつき，魚島マリコ，冨永由美子，高森由季子，矢野和子，小島丈尚，野口和行，木村真太郎，本郷興人，岩並知敏，坂上竜資，菅谷　勉，西岡敏明，根岸　淳，松本敦至，伊藤　豊，齋藤　彰，川浪雅光，和田育男，加藤　熈，石川　烈．歯周炎急性症状（急性歯周膿瘍）に対する2%塩酸ミノサイクリン歯科用軟膏の歯周ポケット内投与の効果について．日歯周誌，41：436-449，1999.

CQ 2 歯周膿瘍に対して，抗菌薬を経口投与すべきか？

推奨

歯周膿瘍に対し，十分に排膿路を確保できない場合は抗菌薬を経口投与することを推奨する．

GRADE 2C（推奨の強さ「弱い推奨」／エビデンスの確信性「低」）

1. 付帯事項

　抗菌薬の経口投与は，急性症状の改善に有効である．急性期にあり，十分な排膿路が確保できない場合，あるいは広範な放散性の腫脹，強度の疼痛，発熱を有する場合には抗菌薬の経口投与が必要である．しかしながら，その後に歯周基本（原因除去）治療を行う必要がある．

2. 背景・目的

　歯周膿瘍を形成した場合，歯周ポケット内から掻爬し排膿を促す，あるいは腫脹部に波動を触れる場合には骨膜下に達するまでメスを挿入し十分な切開を加え排膿路を確保することが推奨されている[1,2]．膿瘍内の抗菌薬薬剤濃度が血中濃度と比較して低いこと，歯周膿瘍に対する処置の成功の基準が曖昧であることなどから，歯周膿瘍形成時の抗菌薬の投与については科学的根拠のあるデータが得られていないのが現状である．そのため，歯周膿瘍に対する抗菌療法の成否に関する効果は明確ではない．

3. 解　説

　歯周膿瘍は細菌感染により引き起こされた炎症反応の最終段階にみられる歯周組織の限局性化膿性炎症であり，中等度以上に進行した歯周炎患者で，咬合性外傷がある場合や，糖尿病など感染抵抗性の低い場合に多く発症するが，細菌のコントロールが必要とされる．

　しかし，抗菌薬が全身投与された場合，膿瘍内の抗菌薬濃度は血中濃度と比較して低い．そのため患者が全身疾患を有しており術前投薬が必要な場合，あるいは感染炎症部位が局所に限局せず，広範囲に広がっている場合を除き抗菌薬の全身投与を必要としないという意見[3,4]があるのに対し，十分な排膿路が確保できない広範な放散性の腫脹あるいは強度の疼痛，発熱を有する場合には抗菌薬の全身投与を推奨する意見がある[1,2,5]．さらに，切開とドレナージあるいは掻爬を行った場合には抗菌薬の全身投与が奏功する[6-8]という報告がある．また投与に関しては，適切な抗菌薬を選択し，可能な限り最小の有効投与量で十分な血中濃度に達成させ，短時間での使用が推奨される[1,2]．わが国ではシタフロキサシンの経口投与は慢性歯周炎の急性症状に対し高い効果があることが報告されている[9]．

　具体的な投与方法として日本感染症学会／日本化学療法学会 感染症治療ガイドライン2019[10]において歯周組織炎（1群）での膿瘍形成症例では，切開などの消炎処置を行った後に第一選択経口薬として，アモキシシリン（1回250mgを1日3〜4回服用），ペニシリンアレルギーがある場合は，クリンダマイシン（1回150mgを6時間毎に服用），アジスロマイシン（1回500mg

を1日1回3日間服用または1回2gを1日1回1日間服用）またはクラリスロマイシン（1回
200mgを1日2回服用）から選択し，投与することを推奨している．第一選択薬が奏功しない
場合は，シタフロキサシン（1回100mgを1日2回服用）またはファロペネム（1回150～
200mgを1日3回服用）へ変更することを推奨している．抗菌薬効果判定の目安は3日とし，
増悪の際は，外科的消炎処置の追加，他剤への変更を考慮するとされている．米国歯周病学会で
は歯性感染症における各種抗菌薬の投与期間は概ね8日間程度であると述べている[6]．

　また，経口第3世代セファロスポリンはbioavailabilityが低く，有効性があまり期待できず，
さらにESBL産生菌などの耐性菌を誘導する可能性があるため使用を避けることが望ましい．
以上の報告より，歯周膿瘍に対する処置による治癒の基準が曖昧であり，推奨度はGRADE 2C
となる．

4. 文献検索

　文献データベースとして，PubMed（https://www.ncbi.nlm.nih.gov/pubmed/）と医中誌（https://login.jamas.or.jp/）を用いて文献検索を行った（最終検索日2020年1月29日）．

PubMed
（用語と検索方法）

#1	periodontal abscess	1,148
#2	antibiotics OR antimicrobial OR systemic administration	1,909,815
#3	acute	1,255,175
#4	#1 AND #2 AND #3	66
	Title, Abstract の吟味	8

医中誌
（用語と検索方法）

#1	歯周病 OR 歯周疾患	62,992
#2	抗菌薬 OR 抗生物質	414,743
#3	急性	380,087
#4	経口投与	104,325
#5	#1 AND #2 AND #3 AND #4	17
	Title, Abstract の吟味	1

5. 参考文献

1. Herrera D, Alonso B, de Arriba L, Santa Cruz I, Serrano C, Sanz M. Acute periodontal lesions. Periodontol 2000, 65：149-177, 2014.
2. Ellison SJ. The role of phenoxymethylpenicillin, amoxicillin, metronidazole and clindamycin in the management of acute dentoalveolar abscesses-a review. Br Dent J, 206：357-362, 2009.
3. Lewis MAO & MacFarlane TW. Short-course high-dosage amoxycillin in the treatment of acute dento-alveolar abscess. Brit Dent J, 161：299-302, 1986.
4. Ahl DR, Hilgeman JL, Snyder JD. Periodontal emergencies. Dent Clin North Am, 30：459-

472, 1986.

5. Dahlen G. Microbiology and treatment of dental abscesses and periodontal-endodontic lesions. Periodontol 2000, 28：206-239, 2002.

6. Slots J. Position paper：Systemic Antibiotics in Periodontics. J Peridontol, 75：1553-1565, 2004.

7. Hafstrom CA, Wikstrom MB, Renvert SN, Dahlen GG. Effect of treatment on some periodontopathogens and their antiobody levels in periodontal abscesses. J Periodontol, 65：1022-1028, 1994.

8. Warnke PH, Becker ST, Springer IN, Haerle F, Ullmann U, Russo PA, Wiltfang J, Fickenscher H, Schubert S. Penicillin compared with other advanced broad spectrum antibiotics regarding antibacterial activity against oral pathogens isolated from odontogenic abscesses. J Craniomaxillofac Surg, 36：462-467, 2008.

9. 笠井俊輔，富田幸代，深谷千絵，井原雄一郎，斎藤　淳，中川種昭．慢性歯周炎の急性部位に対するシタフロキサシン経口投与の臨床的および細菌学的効果について．日歯周誌，56：39-48, 2014.

10. JAID/JSC 感染症治療ガイド・ガイドライン作成委員会編．JAID/JSC 感染症治療ガイド 2019．XV 歯性感染症，日本感染症学会／日本化学療法学会，272-274, 2019.

CQ3 スケーリング・ルートプレーニングと抗菌薬のポケット内投与を併用すべきか？

推奨

中等度以上の歯周炎において，スケーリング・ルートプレーニングの効果が十分期待できない症例に対し，歯周ポケット内への局所投与の併用を提案する．GRADE 2C（推奨の強さ「弱い推奨」，エビデンスの確信性「低」）

1. 付帯事項

比較的軽度の歯周炎においては，プラークコントロールとスケーリング・ルートプレーニング（SRP）が適切に行われることで臨床症状は改善されるので併用は控える．SRPの効果が現れにくい部位や症例に関しては，抗菌薬のポケット内投与が必要か，十分検討する．

2. 背景・目的

比較的軽度な歯周炎に対する歯周基本治療においては，歯肉縁上と歯肉縁下のプラークコントロールが適切に行われることで，生物学的に受け入れられる歯肉縁下環境が得られ，抗菌薬を歯周ポケット内に局所投与しなくても臨床的パラメーターは改善することが多い．しかし，中等度以上に進行した歯周炎においては，器具のアクセスが得られにくく，病態の進行に伴い治療は困難となる場合がある．

SRPと抗菌薬（とくにミノサイクリン塩酸塩：2%歯科用塩酸ミノサイクリン軟膏）の歯周ポケット内局所投与の併用による臨床効果を評価することを目的とする．

3. 解説

SRPに加えて抗菌薬のポケット内投与を行う臨床上の有効性について，システマティックレビュー・メタアナリシスにおいては，異なる結果が示されている．慢性歯周炎患者に対して，SRP単独とSRPに加えて抗菌薬の経口あるいは局所投与を含めた補助療法を比較したメタアナリシス[1]では，臨床的アタッチメントレベル（CAL）ゲインをアウトカムとし，五つの研究を解析した結果，ミノサイクリン塩酸塩の局所投与の付加的な効果はわずかであることが示された．別のメタアナリシス[2]では，八つの研究を解析し，併用群において有意に大きなプロービングデプス（PD）の改善が示されたとしており，歯周ポケットが深い，または再発部位においては，薬剤の適切な徐放が確認されている基剤を使用した抗菌薬の局所投与は有用であると結論づけている．

個別の研究では，SRP単独とミノサイクリン塩酸塩（Arestin）の局所投与（単回）または光線力学療法（PDT）との併用を比較したランダム化比較試験（RCT）[3]は，6週から12ヵ月にかけて全ての群で，CAL，PD，プロービング時の出血（BOP）陽性歯（%）などの臨床パラメーター，*Porphyromonas gingivalis*や*Tannerella forsythia*，*Treponema denticola*などの歯周病原細菌の検出に改善が認められたものの，群間では有意差は認められなかった．SRP単独（またはミノ

サイクリン塩酸塩（1 mg）の局所投与（単回）を比較した RCT[4] では，PD，PD 5 mm 以上の歯周ポケット数，BOP，CAL の 1 ヵ月後の改善は，併用群でより大きかった．また，red complex 細菌の数と比率の減少は，併用群のほうが有意に大きかった[5]．その一方で SRP とプラセボ局所投与または SRP とミノサイクリン塩酸塩（Arestin）投与を比較した RCT[6] では，12 ヵ月後の歯周病下細菌の検出において有意差は認められなかった．

SRP ＋基剤の局所投与と SRP ＋ミノサイクリン塩酸塩投与を比較した RCT[7] では，SRP ＋ミノサイクリン塩酸塩投与群のほうが，1 ヵ月後の GCF 中の IL-1 レベルが有意に低かった．さらに，SRP 単独，SRP ＋基剤，SRP ＋ミノサイクリン塩酸塩投与を比較した多施設 RCT[8] では，SRP ＋ミノサイクリン投与群は，他の群に比較して有意に大きい PD 減少量を示し，これは 1 〜9 ヵ月の観察期間中維持されていた．

国内の研究では，歯肉縁上スケーリング後に，ミノサイクリン塩酸塩（LS-007）または基剤を歯周ポケット内に投与し（週 1 回計 4 回）比較した RCT[9] の結果，1，4 週後において，PD，歯肉炎指数，BOP などの臨床パラメーターはミノサイクリン塩酸塩投与群が有意に大きな改善を示した．また歯周ポケット内細菌の密度，運動性菌の構成割合は，ミノサイクリン投与群で有意に減少していた．

スケーリングまたはスケーリング＋ミノサイクリン塩酸塩（ペリオクリン歯科用軟膏，週 1 回計 4 回）投与を比較した研究[10] では，7 週後，併用群において PD は有意に低い値を示していた．また歯周ポケット内の総細菌数と運動性菌の構成率はともに，4 週，7 週において併用群で低い値を示した．

比較的軽度な歯周炎に対する歯周基本治療においては，ブラッシングなどのプラークコントロールと SRP が適切に行われることで臨床パラメーターは改善することが多く，これらによる治療効果が認められれば，抗菌薬局所投与の併用は控えるべきである．

一方，中等度以上に進行した歯周炎では，複雑な形態の歯周ポケットや骨欠損により，SRP が困難な部位や根分岐部病変などがみられる．SRP の治療効果が現れにくい部位や症例の歯周ポケットには，抗菌薬局所投与の併用を検討する．

4. 文献検索

文献データベースとして，PubMed（https://www.ncbi.nlm.nih.gov/pubmed/）と医中誌（https://login.jamas.or.jp）を用いて文献検索を行った（最終検索日 2019 年 12 月 28 日）．

わが国でポケット内への局所投与が認められている抗菌薬は，ミノサイクリンのみであることから，「ミノサイクリン」で絞り検索を行った．

PubMed
（用語と検索方法）

#1	"periodontal disease"［All fields］OR "periodontitis"		69,998
#2	"local anti-infective" OR "local antibiotic" OR "local antimicrobial" OR "local delivery" OR "local administration" OR "topical"		121,665
#3	"minocycline"		8,445
	#1 AND #2 AND #3		90
	#1 AND #2 AND #3	Filters：Humans	78
	#1 AND #2 AND #3	Filters：Randomized controlled trial	26
	#1 AND #2 AND #3	Filters：Systematic reviews	1
	#1 AND #2 AND #3	Filters：Meta-Analysis	3

医中誌
（用語と検索方法）

#1	minocycline or ペリオクリン	6,090
#2	minocycline or ペリオフィール	6,061
#3	#1 or #2	6,103
#4	#3 and PT ＝ 会議録除く	3,335
#5	#4 and SB ＝ 歯学	169
#6	#5 and PT ＝ 症例報告・事例除く	137
	タイトル・アブストラクトの吟味	16

5. 参考文献

1. Smiley CJ, Tracy SL, Abt E, Michalowicz BS, John MT, Gunsolley J, Cobb CM, Rossmann J, Harrel SK, Forrest JL, Hujoel PP, Noraian KW, Greenwell H, Frantsve-Hawley J, Estrich C, Hanson N. Systematic review and meta-analysis on the nonsurgical treatment of chronic periodontitis by means of scaling and root planing with or without adjuncts. JADA, 146：508-524, 2015.

2. Matesanz-Pérez P, García-Gargallo M, Figuero E, Bascones-Martínez A, Sanz M, Herrera D. A systematic review on the effects of local antimicrobials as adjuncts to subgingival debridement, compared with subgingival debridement alone, in the treatment of chronic periodontitis. J Clin Periodontol, 40：227-241, 2013.

3. Tabenski L, Moder D, Cieplik F, Schenke F, Hiller KA, Buchalla W, Schmalz G, Christgau M. Antimicrobial photodynamic therapy vs. local minocycline in addition to non-surgical therapy of deep periodontal pockets：a controlled randomized clinical trial. Clin Oral Investig, 21：2253-2264, 2017.

4. Bland PS, Goodson JM, Gunsolley JC, Grossi SG, Otomo-Corgel J, Doherty F, Comiskey JL. Association of antimicrobial and clinical efficacy：periodontitis therapy with minocycline microspheres. J Int Acad Periodontol, 12：11-19, 2010.

5. Goodson JM, Gunsolley JC, Grossi SG, Bland PS, Otomo-Corgel J, Doherty F, Comiskey J. Minocycline HCl microspheres reduce red-complex bacteria in periodontal disease therapy. J Periodontol, 78：1568-1579, 2007.

6. Cortelli JR, Aquino DR, Cortelli SC, Carvalho-Filho J, Roman-Torres CV, Costa FO. A double-blind randomized clinical trial of subgingival minocycline for chronic periodontitis. J Oral Sci, 50：259-265, 2008.

7. Oringer RJ, Al-Shammari KF, Aldredge WA, Iacono VJ, Eber RM, Wang HL, Berwald B, Nejat R, Giannobile WV. Effect of locally delivered minocycline microspheres on markers of bone resorption. J Periodontol, 73：835-842, 2002.

8. Williams RC, Paquette DW, Offenbacher S, Adams DF, Armitage GC, Bray K, Caton J, Cochran DL, Drisko CH, Fiorellini JP, Giannobile WV, Grossi S, Guerrero DM, Johnson GK, Lamster IB, Magnusson I, Oringer RJ, Persson GR, Van Dyke TE, Wolff LF, Santucci EA, Rodda BE, Lessem J. Treatment of periodontitis by local administration of minocycline microspheres：a controlled trial. J Periodontol, 72：1535-1544, 2001.

9. 村山洋二, 野村慶雄, 山岡　昭, 鷲尾　拓志, 山岡　昭, 楠　憲治, 小西浩二, 井上純一, 村上勝也, 尾上孝利, 福島久典, 佐川寛典. ミノサイクリンの局所的応用による歯周炎治療法　軟膏基剤との二重盲検比較試験. 日歯周誌, 30：206-222, 1988.

10. 上田雅俊, 寺西義浩, 中垣直毅, 鷲尾　拓志, 山岡　昭, 楠　憲治, 小西浩二, 井上純一, 村上勝也, 尾上孝利, 福島久典, 佐川寛典. 歯周疾患患者に対する抗生物質の局所応用　ペリオクリン®と歯石除去の併用効果について. 日歯周誌, 34：695-700, 1992.

CQ 4 スケーリング・ルートプレーニング後に抗菌薬の経口投与を併用すべきか？

推奨

スケーリング・ルートプレーニング後，限定的に抗菌薬の経口投与を行うことを提案する．
GRADE 2B（推奨の強さ「弱い推奨」／エビデンスの確信性「中」）

1. 付帯事項

　抗菌薬の経口投与は，歯周基本治療のスケーリング・ルートプレーニング（SRP）単独の効果を強化して，歯周病のパラメータ〈プロービング・ポケット・デプス（PPD），クリニカル・アタッチメント・ロス（CAL），ブリーディング・オン・プロービング（BOP）など〉を一層改善することが報告されている[1-9]．しかし，その効果は1年経過するとほぼ消失して，SRP単独の効果に近似する．さらに，日本では歯周病に対する使用は認められていない抗菌薬や抗原虫薬（メトロニダゾール）を用いた報告が多いが，広域ペニシリン系であるアモキシシリンや広域スペクトラムのマクロライド系であるアジスロマイシンでの効果も報告されている．ただし，使用期間が日本の使用例よりも明らかに長く，大量に使用している．

　一方，重度な慢性歯周炎と侵襲性歯周炎に応用されて，効果が示されている．また，全身的に抗菌薬を用いる際には歯周炎治療への効果と環境の生態系への影響を考慮して，歯周炎治療では抗菌薬使用を最後の手段（全身的にリスクが高い場合の菌血症防止のため，あるいは機械的な歯周炎治療の実施が困難な場合）として使用されるべきとする意見もある．これらの使用法は，摘要記載によって日本国内で保険診療となる場合がある．

2. 背景・目的

　歯周基本治療時の非外科的歯周病治療として実施されるSRPは，デブライドメントによるバイオフィルム等の除去と根面滑沢化を目的とする最も基本的な施術である．その際に，バイオフィルムの除去効果を上げて，結果的に歯周組織の消炎・治癒を促進する補助的療法として抗菌薬を使用する．特に，抗菌薬の経口投与による効果は歯周組織の局所のみならず全身的な範囲に及ぶことが期待されるので，全身的にリスクが高い場合の菌血症防止のためや機械的な歯周炎治療の実施が困難な場合（有病者や高齢者など）に応用されることが期待される．

3. 解説

　歯周治療におけるSRPの際に抗菌薬を用いて細菌数の減少と細菌叢の改善を図ることは適切な補助的治療である．これによって歯周病のパラメータ（PPD，CAL，BOPなど）は，SRP単独時に比較して，明らかに改善したとするランダム化二重盲験試験やシステマティックレビューが多い[1-9]．また，この効果は，最近注目されている補助的療法である光線力学的治療法の効果よりも高いとする結果もある．なお，抗菌薬の経口投与は，SRP直後に，アモキシシリンとメ

トロニダゾールを一緒にあるいはアジスロマイシンを単独に，1週間から10日間（あるいはそれ以上）を行っている．これらの抗菌薬やその使用方法は，日本では保険適用されていない．さらに，腸内細菌叢にも変化が起こり，下痢などの副作用が発症することが考えられる．このようなことから，有病者等の場合に菌血症を防止することを考えて，広域スペクトラムの抗菌薬の短期間服用（3日間など）が応用されているのが現状である．そのため，歯周局所投与の抗菌薬軟膏が認可されている日本では，局所濃度を比較的長期に維持してSRPの効果を強化させる用法が用いられる．特に，歯周病患者において菌血症によって惹起される炎症でインスリン耐性が上昇することを防止するために，SRPを行う前に抗菌薬軟膏を塗布して細菌数を減少させることが保険適用されている．

　さらに，抗菌薬の経口投与には抑制的な動きが出てきている．特に，近年に問題化している耐性菌の出現（体内のみならず環境でも問題化）を考慮して，薬剤耐性（AMR）対策の一環として口腔領域での抗菌薬の使用を適切化させようとする世界の動きである．そのため，歯周炎治療では抗菌薬使用を最後の手段（全身的にリスクが高い場合の菌血症防止のため，あるいは機械的な歯周炎治療の実施が困難な場合）として使用されるべきとする意見もある[10]．

4. 文献検索

　文献データベースとして，PubMed（https://www.ncbi.nlm.nih.gov/pubmed/）を用いて文献検索を行った（2014/04/09 〜 2020/01/31 の期間に限定；最終検索日 2020 年 1 月 31 日）．

PubMed
（用語と検索方法）

#1	periodontal therapy AND scaling and root planing	2,371
#2	periodontal therapy AND anti-bacterial agents AND（oral OR systemic）administration	821
#3	#1 AND #2	231
#4	#3 AND（Clinical Trial [ptyp] OR Review [ptyp]）	171
#5	#4 AND "2014/04/09" [PDat]："2020/01/31" [PDat]）	25
	Title 吟味	18
	Abst. 吟味	18
	F.T. 吟味	17

5. 参考文献

1. Javed F, Ahmed HB, Mehmood A, Bain C, Romanos GE. Effect of nonsurgical periodontal therapy（with or without oral doxycycline delivery）on glycemic status and clinical periodontal parameters in patients with prediabetes：a short-term longitudinal randomized case-control study. Clin Oral Investig, 18：1963-1968, 2014.
2. Ardila CM, Martelo-Cadavid JF, Boderth-Acosta G, Ariza-Garcés AA, Guzmán IC. Adjunctive moxifloxacin in the treatment of generalized aggressive periodontitis patients：clinical and microbiological results of a randomized, triple-blind and placebo-controlled clinical trial. J Clin Periodontol, 42：160-168, 2015.
3. Martande SS, Pradeep AR, Kumari M, Priyanka N, Singh SP, Naik SB, Patel SP, Bagchi P. Clinical and microbiological efficacy of systemic roxithromycin as an adjunct to non-surgical peri-

odontal therapy in treatment of chronic periodontitis. A randomized, double-blinded, placebo-controlled clinical trial. Am J Dent, 28 : 137-142, 2015.

4. Zhang Z, Zheng Y, Bian X. Clinical effect of azithromycin as an adjunct to non-surgical treatment of chronic periodontitis : a meta-analysis of randomized controlled clinical trials. J Periodontal Res, 51 : 275-283, 2016.

5. Saleh A, Rincon J, Tan A, Firth M. Comparison of adjunctive azithromycin and amoxicillin/metronidazole for patients with chronic periodontitis : preliminary randomized control trial. Aust Dent J, 61 : 469-481, 2016.

6. Zandbergen D, Slot DE, Niederman R, Van der Weijden FA. The concomitant administration of systemic amoxicillin and metronidazole compared to scaling and root planing alone in treating periodontitis : = a systematic review =. BMC Oral Health, 16 : 27, 2016.

7. Tamashiro NS, Duarte PM, Miranda TS, Maciel SS, Figueiredo LC, Faveri M, Feres M. Amoxicillin plus metronidazole therapy for patients with periodontitis and type 2 diabetes : A 2-year randomized controlled trial. J Dent Res, 95 : 829-836, 2016.

8. Cosgarea R, Juncar R, Heumann C, Tristiu R, Lascu L, Arweiler N, Stavropoulos A, Sculean A. Non-surgical periodontal treatment in conjunction with 3 or 7 days systemic administration of amoxicillin and metronidazole in severe chronic periodontitis patients. A placebo-controlled randomized clinical study. J Clin Periodontol, 43 : 767-777, 2016.

9. Ramiro FS, de Lira E, Soares G, Retamal-Valdes B, Feres M, Figueiredo LC, Faveri M. Effects of different periodontal treatments in changing the prevalence and levels of *Archaea* present in the subgingival biofilm of subjects with periodontitis : A secondary analysis from a randomized controlled clinical trial. Int J Dent Hyg, 6 : 569-575, 2018.

10. Jepsen K, Jepsen S. Antibiotics/antimicrobials : systemic and local administration in the therapy of mild to moderately advanced periodontitis. Periodontol 2000, 71 : 82-112, 2016.

CQ 5 スケーリング・ルートプレーニング後に歯周ポケット内洗浄を行うべきか？

推奨

スケーリング・ルートプレーニング後に，歯周ポケット内洗浄を行うことを提案する．

GRADE 2B（推奨の強さ「弱い推奨」／エビデンスの確信性「中」）

1. 付帯事項

SRP 後の歯周ポケット内洗浄では，十分な量の生理食塩水で行うことが勧められる．歯周ポケット内洗浄に消毒薬を用いる時は，消毒薬の種類，使用濃度に十分注意を払う必要がある．

2. 背景・目的

クロルヘキシジンなどの消毒薬が，歯面へのプラークの付着を阻害あるいは遅延する効果があることが知られている[1]．クロルヘキシジンによる歯周ポケット内洗浄法が 1980 年代当初に紹介され[2]，以後，様々な条件下でその効果が検証されている．

3. 解説

今回の CQ に関しては，SRP 後に歯周ポケット内洗浄を行った場合の効果を検討したシステマティックレビュー[3]が存在する．そこで採用された二つの論文は，クロルヘキシジンを歯周ポケット内洗浄の消毒薬として使用した海外の無作為比較試験の報告[4,5]であり，歯周局所の臨床評価で付加効果が認められている．しかし，歯周治療でのクロルヘキシジン使用に関する海外の報告は，使用濃度がわが国の薬事法の上限濃度（0.05％）を超えている．日本では，0.05％以下の低濃度でもクロルヘキシジンを歯周ポケット内洗浄へ用いることは適応外使用にあたる．したがって，わが国の診療ガイドラインとして利用することは適切ではない．また，クロルヘキシジン（0.01％以下）の歯周ポケット内洗浄で，アナフィラキシーショックが報告されている[6]ことからも，SRP 後にクロルヘキシジンを使用した歯周ポケット内洗浄は行わないことを推奨する．SRP 直後の歯周ポケットを構成する歯肉組織の状態は，サポーティブペリオドンタルセラピーやメインテナンス時と異なり，歯周ポケット内を感染創傷部位と捉えることができる．創部（歯周ポケット内）の洗浄は，十分な量の生理食塩水で行うことを推奨する．

消毒薬の使用に関しては，歯周ポケット内洗浄に限らず，その安全性に関して慎重に検討する必要がある．洗口液，歯磨剤にも使用されていたトリクロサンは，内分泌撹乱物質の可能性や抗菌薬に対する薬剤耐性を強化する可能性が指摘され[7]，わが国では，トリクロサンを含まない製品への切り替えが行われている．消毒薬に対する耐性は，時として抗菌薬耐性も与えうる[8]．このことは，消毒薬の不適切な使用も，多剤耐性菌の出現を助長するリスクファクターであることを意味する．

現在，日本で，歯周ポケット内洗浄に使用可能な薬剤としては，ポビドンヨード，塩化ベンゼ

トニウム，アクリノールなどがある．ポビドンヨード溶液を SRP 後に歯周ポケット内洗浄に使用した場合の効果に関しては，10％溶液を利用した報告で，歯周局所において臨床効果を認めている[9, 10]．しかし，その効果はわずかであり，また，生理食塩水と消毒薬間での歯周ポケット内洗浄の効果の違いが示されておらず，効果は，洗浄そのものによると推測される．さらに，本剤は，金属に対する腐食作用を有すること，発疹，口腔粘膜びらん等の報告やアナフィラキシーショックが発症する場合もある．

全身感染症予防効果に関しては，SRP 処置前にわが国で市販され使用可能なエッセンシャルオイルを歯周ポケット内洗浄に使用し，菌血症の発症への予防効果を検討している．その結果は，菌血症発症予防にエッセンシャルオイルの SRP 処置前の歯周ポケット内洗浄は，統計学的には有意差を示すことはできなかった[11]．

以上，わが国で，SRP 後に歯周ポケット内洗浄に使用できる消毒薬に関して，その臨床効果や全身感染症予防，安全性という多方面から十分に検討された報告はない．歯周ポケット内洗浄に使用する消毒薬の種類や濃度，歯周治療のフェーズとの関係などについて，臨床効果と全身感染症に対する予防効果，さらに細胞や細菌へ及ぼす影響という点からも今後詳細な基礎・臨床研究が必要である．

4. 文献検索

電子検索データベースとして PubMed（https://www.ncbi.nlm.nih.gov/pubmed/）を利用し，下記の検索式から文献検索を実施した．文献検索により 32 件が該当し，重要と思われる論文を抽出した後，その論文の参考文献リストについても内容を検討した（最終検索日 2020 年 1 月 22 日）．

PubMed
（用語と検索方法）

#1	"periodontitis" [MeSH Terms]	30,019
#2	"scaling and root planing" [All Fields]	2,022
#3	"subgingival irrigation" [All Fields]	136
	#1 AND #2 AND #3	32

5. 参考文献

1. Addy M, Moran J. Chemical Supragingival Plaque Control. Lang NP, Lindhe J, eds. Clinical Periodontology and Implant Dentistry. 5th ed, Blackwell Munksgaard, Oxford, 734-765, 2008.
2. Wennström JL. Rinsing, irrigation and sustained delivery. Lang NP, Karring T, Kindehe J, eds. Proceedings of the 2nd European Workshop on Periodontology, Chemicals in Periodontics. Quintessence, Berlin, 131-151, 1997.
3. Nagarakanti S, Gunupati S, Chava VK, Reddy BVR. Effectiveness of subgingival irrigation as an adjunct to scaling and root planning in the treatment of chronic periodontitis : A systematic review. J Clin Diag Res, 9 : ZE06-ZE09, 2015.
4. Tseng PWP, Newcomb GM. The effect of a single episode of chlorhexidine irrigation on the gingival response to scaling and root planing. J Clin Dent, 2 : 83-86, 1991.
5. Southard SR, Drisko CL, Killoy WJ, Cobb CM, Tira DE. The effect of 2 % chlorhexidine di-

gluconate irrigation on clinical parameters and the level of Bacteroides gingivalis in periodontal pockets. J Periodontol, 60：302-309, 1989.

6. 独立行政法人医薬品医療機器綜合機構．医薬品・医療用具等安全性情報 No.197 （www.pmda.go.jp/safety/info-services/drugs/calling-attention/safety-info/0128.html）

7. Dhillon GS, Kaur S, Pulicharla R, Brar SK, Cledon M, Verma M, Surampalli RY. Triclosan：current status, occurrence, environmental risks and bioaccumulation potential. Int J Environ Res Public Health, 12：5657-5684, 2015.

8. Yazdankhah SP, Scheie AA, Høiby EA, Lunestad BT, Heir E, Fotland TØ, Naterstad K, Kruse H. Triclosan and antimicrobial resistance in bacteria：an overview. Microb Drug Resist, 12：83-90, 2006.

9. Sindhura H, Harsha RH, Shilpa RH. Efficacy of subgingival irrigation with 10% povidone-iodine as an adjunct to scaling and root planing：A clinical and microbiological study. Indian J Dent Res, 28：514-518, 2017.

10. Denez EM, Toma S, Lasserre JF, Brecx MC. Evaluation of a unique subgingival irrigation with 10 % povidone-iodine after scaling and root planing：A randomized clinical trial. Quintessence Int, 47：549-558, 2016.

11. Morozumi T, Kubota T, Abe D, Shimizu T, Komatsu Y, Yoshie H. Effects of irrigation with an antiseptic and oral administration of azithromycin on bacteremia caused by scaling and root planing. J Periodontol, 81：1555-1563, 2010.

CQ 6 フルマウス‐スケーリング・ルートプレーニング後に抗菌薬の経口投与を行うべきか？

推 奨

> フルマウス‐スケーリング・ルートプレーニング時に，抗菌薬の経口投与を行うことを推奨する．
>
> GRADE 1B（推奨の強さ「強い推奨」／エビデンスの確信性「中」）

1. 付帯事項

中等度以上の歯周炎患者に対し，フルマウス‐スケーリング・ルートプレーニング（FM-SRP）後に抗菌薬の経口投与を行うことで歯周ポケット深さ（PD），クリニカルアタッチメントレベル（CAL）の減少が期待できる．ただし，患者の全身状態およびフルマウス SRP の適応を十分検討した上で行うことが必要である．また，術後の発熱を抑制するには術前の投薬も検討する．

2. 背景・目的

1990 年代の初頭に，1 口腔を 1/2 顎あるいは 1/3 顎に分割して行う分割 SRP（Q-SRP）の再検証が行われ，クロルヘキシジンを併用し 24 時間以内に全顎の SRP を終了するフルマウスディスインフェクション（FMD）が紹介された[1]．これは未治療の歯周ポケットなどから治療部への細菌の再感染を防ぐために 24 時間以内に全顎の SRP を行う方法である．しかし，FMD では術後，有意に体温の上昇が生じるという副作用が報告されている[2]．2007 年に FM-SRP と経口抗菌薬を併用した報告がなされると，抗菌薬を用いた FM-SRP についての研究が行われるようになった[3]．殺菌薬を併用した FMD と Q-SRP とを比較したシステマティックレビューでは，臨床パラメーターの改善や歯周ポケット内細菌叢の改善が FMD において優れているという報告と，差はないという報告が混在し，FMD が従来の Q-SRP を超える優位性を示す明確な証拠がないと結論づけている[4]．一方，経口抗菌薬を併用した Q-SRP では，抗菌薬を併用しなかった場合より，特に深い歯周ポケット部位では歯周ポケット深さ（PD），クリニカルアタッチメントレベル（CAL）の減少や細菌叢の改善に優れることが報告されている[5,6]．そこで経口抗菌薬を併用した FM-SRP の効果と副作用ついて検討した．

3. 解 説

これまでに Q-SRP と FM-SRP あるいは FMD との間には明確な有意差を示す証拠は示されず，有効性が認められたのは治療期間の短縮のみであるとされている[4,7]．経口抗菌薬（アジスロマイシン，アモキシシリン，メトロニダゾール）を併用した Q-SRP についての研究では，深い歯周ポケット部位に対しては PD と CAL の減少，細菌叢の改善が示されている[5,6]．また，FM-SRP と経口抗菌薬とを併用した研究においても同様の傾向が示されている[8-11]．Zandbergen ら[12] が行ったメタアナリシスの結果では，抗菌薬使用群と対照群の PD 平均値の差（weighted mean difference）は 1.14 mm であり抗菌薬使用群で有意に減少していた．また，CAL において

も抗菌薬使用群において 0.94 mm の獲得を示した．このように，6 mm 以上の深い歯周ポケットを有する場合には，PD と CAL の減少に強い優位性を示し，外科治療の必要な部位を減少させる効果があることが報告されている．さらに，FM-SRP を行う場合には処置に伴う菌血症，免疫応答に伴う発熱，炎症性サイトカインの一時的増加など，全身に与える影響が大きいことから[13, 14]，これらを軽減する上で FM-SRP 前の抗菌薬の投与は合理的であると考えられる．また，FM-SRP に先立ってアジスロマイシンを投与することで体温の上昇が抑制されたことが報告[3, 15]されていることから，事前投与についても検討することが望ましい．処方例としては，アモキシシリン 250 mg 1 日 3 回 7 日間投与，あるいはアジスロマイシン 500 mg 1 日 1 回 3 日間投与などがあげられる．

　抗菌薬を併用する場合には症例の選択を十分に行い，抗菌薬の有する抗菌スペクトル，作用時間，薬物動態学的特性などを考慮した上で，薬剤の投与時期，期間，量を決定することが求められる．

4. 文献検索

　文献データベースとして PubMed Advanced Search Builder（https://pubmed.ncbi.nlm.nih.gov/advanced/）で検索した（最終検索日 2020 年 1 月 28 日）．

PubMed
（用語と検索方法）

#1	periodontitis OR periodontal disease	100,232
#2	antibiotics OR antimicrobial OR systemic administration	1,909,121
#3	full mouth disinfection OR full mouth SRP OR full mouth debridement	368
#4	metronidazole OR amoxycillin OR azithromycin	45,123
#5	#1 AND #2 AND #3 AND #4	54

　以上で関連のある論文を抽出（ヒット数 54）した後，その論文の参考文献リストについても内容を検討した．主要な情報として基本治療時に経口抗菌薬投与した場合の臨床パラメーターの変化に関する研究論文を収集対象とした．

5. 参考文献

1. Quirynen M, Bollen CM, Vandekerckhove BN, Dekeyser C, Papaioannou W, Eyssen H. Full-vs. partial-mouth disinfection in the treatment of periodontal infections：Short-term clinical and microbiological observations．J Dent Res, 74：1459-1467, 1995.

2. Quirynen M, Mongardini C, Pauwels M, Bollen CM, Van Eldere J, van Steenberghe D. One stage full- versus partial-mouth disinfection in the treatment of chronic adult or generalized early-onset periodontitis. II. Long-term impact on microbial load. J Periodontol, 70：646-656, 1999.

3. Yashima A, Gomi K, Maeda N, Arai T. One-stage full-mouth versus partial-mouth scaling and root planing during the effective half-life of systemically administrated azithromycin. J Periodontol, 80：1406-1413, 2009.

4. Eberhard J, Jepsen S, Jervøe-Storm PM, Needleman I, Worthington HV. Full-mouth treat-

ment modalities (within 24 hours) for chronic periodontitis in adults. Cochrane Database of Systematic Reviews, doi : 10.1002/14651858.CD004622. pub3, 2015.

5. Herrera D, Sanz M, Jepsen S, Needleman I, Roldán S. A systematic review on the effect of systemic antimicrobials as an adjunct to scaling and root planing in periodontitis patients. J Clin Periodontol, 29 (Suppl 3) : 136-159, 2002.

6. Cosgarea R, Juncar R, Heumann C, Tristiu R, Lascu L, Arweiler N, Stavropoulos A, Sculean A. Non-surgical periodontal treatment in conjunction with 3 or 7 days systemic administration of amoxicillin and metronidazole in severe chronic periodontitis patients. A placebo-controlled randomized clinical study. J Clin Periodontol, 43 : 767-777, 2016.

7. Lang NP, Tan WC, Krähenmann MA, Zwahlen M. A systematic review of the effects of full-mouth debridement with and without antiseptics in patients with chronic periodontitis. J Clin Periodontol, 35 (8 Suppl) : 8-21, 2008.

8. Cionca N, Giannopoulou C, Ugolotti G, Mombelli A. Microbiologic testing and outcomes of full-mouth scaling and root planing with or without amoxicillin/metronidazole in chronic periodontitis. J Periodontol, 81 : 15-23, 2010.

9. Pockpa AD, Soueidan A, Louis P, Coulibaly NT, Badran Z, Struillou X. Twenty years of full-mouth disinfection : The past, the present and the future. Open Dent J, 12 : 435-442, 2018.

10. Jentsch HF, Buchmann A, Friedrich A, Eick S. Nonsurgical therapy of chronic periodontitis with adjunctive systemic azithromycin or amoxicillin/metronidazole. Clin Oral Investig, 20 : 1765-1773, 2016.

11. Serrano C, Torres N, Bejarano A, Cavie M, Castellanos ME. Clinical and microbiological comparison of three non-surgical protocols for the initial treatment of chronic periodontitis. J Int Acad Periodontol, 13 : 17-26, 2011.

12. Zandbergen D, Slot DE, Cobb CM, Van der Weijden FA. The clinical effect of scaling and root planing and the concomitant administration of systemic amoxicillin and metronidazole : a systematic review. J Periodontol, 84 : 332-351, 2013.

13. Morozumi T, Kubota T, Abe D, Shimizu T, Komatsu Y, Yoshie H. Effects of irrigation with an antiseptic and oral administration of azithromycin on bacteremia caused by scaling and root planing. J Periodontol, 81 : 1555-1563, 2010.

14. Morozumi T, Yashima A, Gomi K, Ujiie Y, Izumi Y, Akizuki T, Mizutani K, Takamatsu H, Minabe M, Miyauchi S, Yoshino T, Tanaka M, Tanaka Y, Hokari T, Yoshie H. Increased systemic levels of inflammatory mediators following one-stage full-mouth scaling and root planing. J Periodontal Res, 53 : 536-544, 2018.

15. Yashima A, Morozumi T, Yoshie H, Hokari T, Izumi Y, Akizuki T, Mizutani K, Takamatsu H, Minabe M, Miyauchi S, Yoshino T, Tanaka M, Tanaka Y, Gomi K. Biological responses following one-stage full-mouth scaling and root planing with and without azithromycin : Multicenter randomized trial. J Periodontal Res, 54 : 709-719, 2019.

CQ 7 サポーティブペリオドンタルセラピー（SPT）期に残存している歯周ポケットに対して，抗菌薬のポケット内投与を行うべきか？

推奨

SPT 期に残存している歯周ポケットに対して，抗菌薬のポケット内投与を行うことを提案する．

GRADE 2C（推奨の強さ「弱い推奨」／エビデンスの確信性「低」）

1. 付帯事項

　SPT 期において残存している歯周ポケットに対しての抗菌薬の局所投与は，臨床的に効果があることが報告されている．また，単独使用と SRP 単独での効果が同様であったことから，観血的な処置を避けたほうがよいと思われる患者に対する適用が考えられる．一方で，SPT 治療期における抗菌薬のポケット内局所投与で認められる付加的効果の臨床的意義については議論の余地がある．わが国で局所応用可能な抗菌薬はミノサイクリン塩酸塩であるが，局所投与における耐性菌の発生に関するデータによると，繰り返し投与による耐性菌の出現は認められていない．しかし，論文報告は 1 件であり，さらなるエビデンスの蓄積が求められる．さらに，長期的に繰り返し使用した際の影響については明らかになっていない．

2. 背景・目的

　SPT 期においては，付着喪失のリスクの高い部位，すなわち 5mm 以上の歯周ポケット，bleeding on probing（BOP）の認められる部位に対して，通常，再スケーリング・ルートプレーニング（SRP）が行われる．しかしながら，繰り返しの SRP にもかかわらず付着喪失リスクの高い状態が続く場合は，抗菌療法の併用も一つの選択肢と考えられる．特に SPT においては，付着喪失のリスクの高い部位は限られており，抗菌薬のポケット内投与が検討されている．

3. 解説

　SPT 期における残存歯周ポケットに対する抗菌薬の局所投与の試みは，さまざまな抗菌薬，観察期間の研究が行われている．メトロニダゾールゲル（Elyzol®）では，SRP 後，SPT 期の患者の 5mm 以上のプロービング深さ（PD）の歯周ポケットに対し，プラセボ剤のみ投与との比較，SRP との併用療法と SRP 単独との比較で，臨床的・細菌学的な付加的効果を認めていない[1,2]．ドキシサイクリンゲルに関しては，Atridox® 投与 3 ヵ月後に付加的効果が認められたが，1 年以降では認められていないとするもの[3]，治療抵抗性，再発性の慢性歯周炎患者の 4mm 以上の残存歯周ポケットに対し，超音波スケーリングと Ligosan® 投与との併用効果を検証した研究では，術後 3 ヵ月後においては平均 PD，治癒割合（pd ＝ 4mm 以内かつ BOP-）の有意な改善が認められたが，術後 6 ヵ月では深い歯周ポケット（5mm 以上）に限り治癒効果を認め，効果は

限定的であった[4]などの報告がある．塩酸テトラサイクリンファイバー（Actisite®）単独では歯肉炎歯数，PDにおいて効果が6ヵ月間認められている[5]．ミノサイクリン塩酸塩ミクロスフェア（Arestin®）では，SPTでSRPと併用した場合に，術後1年において，PDにおいて付加的な効果が報告されているが[6]，同じ研究グループにも関わらず，研究デザインを変えた報告では，術後6ヵ月，1年においてミノサイクリンの臨床的な付加的効果は明らかでなかった[7]．SPTの患者における，2%ミノサイクリンゲル単独とSRP単独の効果を比較した研究では，3，6，9，12ヵ月に両者に差が認められていない[8]．

このように，SPT期における抗菌薬の局所投与の付加的効果は報告されているものの，研究デザイン，観察期間により結果が異なっており，短期的または限定的であると思われる．加えて，SPT期では機械的プラークコントロールでアタッチメントレベルが長期に維持できることが報告されている[9,10]．しかし機械的プラークコントロールが困難な場合には抗菌薬の局所投与にメリットがあると考えられる．繰り返しの抗菌薬の歯周ポケット内への投与は，歯周ポケット内で耐性菌を選択的に増殖させる懸念があるが，SRPに併用してベースライン，2週，1，3，6，9ヵ月に2%ミノサイクリンを局所投与した際の耐性菌の出現は，2週，1ヵ月で一過性に増加（約0.5%）したが，3ヵ月ではベースラインのレベルに戻り，12ヵ月まで変化しなかった[11]．しかし，抗菌薬のSPTでの繰り返しの投与は，リスク－ベネフィットの観点から，ケースバイケースで応用すべきであろう．

4. 文献検索

文献データベースとして，PubMed（https://www.ncbi.nlm.nih.gov/pubmed/）と医中誌（https://login.jamas.or.jp；該当なし）を用いて文献検索を行った（最終検索日2020年1月21日）．

PubMed
（用語と検索方法）

#1	〈patient〉chronic periodont* OR adult periodont* OR periodont*	117,609
#2	supportive OR maintenance	362,577
#3	〈intervention〉local anti-infective OR local antibiotic OR local delivery OR local administration OR topical	340,758
#4	〈outcome〉probing OR probing depth OR attachment OR bleeding	615,856
#5	〈limits〉clinical trial AND human, English OR Japanese	
#6	#1 AND #2 AND #3 AND #4 AND #5	72
	Tittle の吟味	40
	Abstract の吟味	33
	Full text の吟味	8

5. 参考文献

1. Jansson H, Bratthall G, Söderholm G. Clinical outcome observed in subjects with recurrent periodontal disease following local treatment with 25% metronidazole gel. J Periodontol, 74：372-377, 2003.
2. Leiknes T, Leknes KN, Böe OE, Skavland RJ, Lie T. Topical use of a metronidazole gel in the treatment of sites with symptoms of recurring chronic inflammation. J Periodontol, 78：

1538-1544, 2007.

3. Bogren A, Teles RP, Torresyap G, Haffajee AD, Socransky SS, Wenström JL. Locally delivered doxycycline during supportive periodontal therapy : a 3-year study. J Periodontol, 79 : 827-835, 2008.

4. Tonetti MS, Lang NP, Cortellini P, Suvan JE, Eickholz P, Fourmousis I, Topoll H, Vangsted T, Wallkamm B. Effects of a single topical doxycycline administration adjunctive to mechanical debridement in patients with persistent/recurrent periodontitis but acceptable oral hygiene during supportive periodontal therapy. J Clin Periodontol, 39 : 475-482, 2012.

5. Flemmig TF, Weinacht S, Rüdiger S, Rumetsch M, Jung A, Klaiber B. Adjunctive controlled topical application of tetracycline HCL in the treatment of localized persistent or recurrent periodontitis. Effects on clinical parameters and elastase-alpha1-proteinase inhibitor in gingival crevicular fluid. J Clin Periodontol, 23 : 914-921, 1996.

6. Meinberg TA, Barnes CM, Dunnning DG, Reinhardt RA. Comparison of conventional periodontal maintenance versus scaling and root planing with subgingival minocycline. J Periodontol, 73 : 167-172, 2002.

7. Killeen AC, Harn JA, Erickson LM, Yu F, Reinhardt RA. Local minocycline effect on inflammation and clinical attachment during periodontal maintenance : randomized clinical trial. J Periodontol, 87 : 1149-1157, 2016.

8. McColl E, Patel K, Dahlen G, Tonetti M, Graziani F, Suvan J, Laurell L. Supportive periodontal therapy using mechanical instrumentation or 2% minocycline gel : a 12 month randomized, controlled, single masked pilot study. J Clin Periodontol, 33 : 141-150, 2006.

9. Hancock EB, Newell DH. Preventive strategies and supportive treatment. Periodotol 2000, 25 : 59-76, 2001.

10. Bonito AJ, Lux L, Lohr KN. Impact of local adjuncts to scaling and root planing in periodontal disease therapy : a systematic review. J Periodontol, 76 : 1227-1236, 2005.

11. Preus HR, Lassen J, Aass Am, Ciancio SG. Bacterial resistance following subgingival and systemic administration of minocycline. J Clin Periodontol, 22 : 380-384, 1995.

CQ 8 抗菌薬の経口投与後に歯周炎の再発（進行）が認められた場合，繰り返し投与すべきか？

推奨

> 抗菌薬を繰り返し経口投与しないことを推奨する．
> GRADE 1B（推奨の強さ「強い推奨」／エビデンスの確信性「中」）

1. 付帯事項

　漫然と繰り返し抗菌薬を経口使用することは，耐性菌の出現を促進することから基本的には推奨できない．しかし，前回の投与からの期間や炎症の強さや細菌検査の結果などに配慮して，抗菌薬の種類や投与法を変えることで対応する．

　抗菌薬の経口投与・治癒後，期間を経て再発した急性症例では，嫌気性菌や口腔連鎖球菌に抗菌力をもつペニシリン系抗菌薬を選択する．膿瘍を形成している場合は切開などの外科的消炎処置を併用する（推奨度：強い推奨，エビデンスレベル専門家の意見）．

　抗菌薬の経口投与後，さらなる増悪や再発（進行）した症例は，外科的消炎処置の追加，他剤への変更を考慮する．炎症の進行期でペニシリン系薬およびセフェム系薬の効果が認められない時は，β-ラクタマーゼ産生菌種を考慮し，第二選択としてβ-ラクタマーゼ阻害系配合薬または他の抗菌薬への変更投与を行う（推奨度：主治医による総合的判断，エビデンスレベル症例報告）．

2. 背景・目的

　歯周治療において抗菌薬の経口投与を併用すると，侵襲性歯周炎や重度進行性歯周炎に対して臨床的パラメーターの改善が期待できるとの報告がされてきたが[1-3]，頻回の抗菌薬の経口投与は，治療効果の低下や耐性菌の増加など，問題点が強く指摘されている．そのため，増悪や再発（進行）が認められた場合には，まず，洗浄，搔把，切開・排膿などの局所消炎処置を行い細菌量を減少させるとともに，嫌気性環境を改善することが極めて有用である．炎症の重篤化に伴い偏性嫌気性菌の関与する割合が高くなるので，重症の歯性感染症ではβ-ラクタマーゼを産生する嫌気性菌に対して強い抗菌力をもつ薬剤を選択するなど他剤への変更を考慮するとされている[4]．

3. 解 説

　歯周病原細菌の複合感染や従来の治療に対して反応性が不良な患者（治療抵抗性歯周炎患者）に対して，抗菌薬の経口投与により臨床的パラメーターの改善効果が期待できるとの報告がある[5,6]．また，*Actinobacillus*（*Aggregatibacter*）*actinomycetemcomitans* の感染症例においては，顕著に細菌叢の改善が生じるとの報告がある[7,8]．このように歯周治療において抗菌薬の併用は症例によっては極めて有効であると考えられてきたが，最近のレビューでは，抗菌薬の併用の効果はかなり限定的とするものが多くなってきている[9]．やみくもに抗菌薬を繰り返し投与するこ

とは耐性菌の出現を促進し，種々の副作用を引き起こす．特にテトラサイクリン系，ペニシリン系，セフェム系，マクロライド系に対する耐性菌が増加傾向にあることが報告されている[10, 11]．そのため抗菌薬使用後に生じた歯周炎の悪化・再発に対しては，外科処置などを併用した治療法で対応することが望ましいと考えられる．抗菌薬投与を行う場合は，経験的投与を回避し，細菌検査や感受性試験を実施して，目標とする細菌に有効な抗菌薬を慎重に選択することが重要である[12]．

　JAID/JSC 感染症治療ガイドライン 2016 およびガイド 2019 の「歯性感染症」では，歯性感染症に対する抗菌薬効果判定の目安を 3 日とし，増悪の場合は，外科的消炎処置の追加，他剤への変更を考慮するとしている[13, 14]．米国歯周病学会をはじめとした歯性感染症の抗菌薬使用のガイドラインでは，アモキシシリンのようなペニシリン系の使用が第一選択経口薬となっていて，歯性感染症における各種抗菌薬の投与期間は概ね 8 日間程度であると述べている[15]．

　なお，歯周炎に関しては，膿瘍を形成している症例では切開などの消炎処置を行い，第一選択経口薬は，アモキシシリン（経口 1 回 250mg・1 日 3 〜 4 回），ペニシリンアレルギーがある場合は，クリンダマイシン（経口 1 回 150mg・1 日 4 回），アジスロマイシン（経口 1 回 500mg・1 日 1 回・3 日間または除法製剤 1 回 2g・1 日 1 回）またはクラリスロマイシン（経口 1 回 200mg・1 日 2 回）から選択・投与を行う．第一選択薬が奏功しない場合（炎症の進行期でペニシリン系薬およびセフェム系薬の効果が認められない時は β − ラクタマーゼ産生菌種を考慮）は，第二選択経口薬であるニューキノロン系であるシタフロキサシン（1 回 100mg・1 日 2 回），またはペネム系で緑膿菌にも効果があるファロペネム（1 回 150 〜 200mg・1 日 3 回）への変更投与を行うことや外科的消炎処置を考慮することが推奨されている[13, 14]．

　抗菌薬の選択については，経験的投与だけでなく，できる限り投与前に薬剤感受性検査を行い，選択的毒性の高いものを投与（標的治療）することが望ましい[4]．

4. 文献検索

　電子検索データベースとして PubMed（https://www.ncbi.nlm.nih.gov/pubmed/）を用いて文献検索を行った（最終検索日 2020 年 1 月 23 日）．

PubMed
（用語と検索方法）

#1	periodontitis OR periodontal disease	100,199
#2	antibiotic OR antimicrobial OR systemic administration OR metronidazole OR amoxycillin OR azithromycin	1,900,318
#3	Recurrent periodontitis	323
#4	#1 AND #2 AND #3	111
#5	#4 AND（Clinical trial or review）	47
#6	Title, Abstract の吟味	6

　また，抗菌薬の経口投与後の歯周炎の再発の主要原因菌が特定の嫌気性菌であるとするエビデンスに関しては，以下の検索法を利用した．

#1	(((periodontitis OR periodontal disease))) AND Cause bacteria	1,000
#2	(antibiotic OR antimicrobial OR systemic administration OR metronidazole OR amoxycillin OR azithromycin)	1,900,318
#3	#1 AND #2	243
#4	#3 AND（clinical trial OR review）	100
#5	Title, Abstract の吟味	3

感受性試験を行って歯周治療に抗菌薬を併用した場合に，臨床的な効果が期待できるという根拠に関しては，以下の検索法を利用した．

#1	periodontitis OR periodontal disease	100,199
#2	Antimicrobial agent sensitivity test	27,679
#3	#1 AND #2	190
#4	#3 AND（Clinical trial or review）	69
#5	Title, Abstract の吟味	2

5. 参考文献

1. Winkel EG, Van Winkelhoff AJ, Timmerman MF, Van der Velden U, Van der Weijden GA. Amoxicillin plus metronidazolein the treatment of adult periodontitis patients：a double-blind placebo-controlled study. J Clin Periodontol, 28：296-305, 2001.
2. Slots J, Ting M. *Actinobacillus actinomycetemcomitans* and *Porphyromonas gingivalis* in human periodontal disease：occurrence and treatment. Periodontol 2000, 20：82-121, 1999.
3. Haffajee AD, Socransky SS, Gunsolley JC. Systemic anti-infective periodontal therapy. A systematic review. Ann Periodontol, 8：115-181, 2003.
4. 青木洋介．医科歯科領域における抗菌薬適正使用．金子明寛：JAID/JSC 感染症治療ガイドライン 2016―歯性感染症―を読み解く．金子明寛，富野康日己，青木洋介，佐野公人，柴原孝彦，川辺良一，篠原光代編集，歯科におけるくすりの使い方 2019-2022，デンタルダイヤモンド社，東京，10-15，16-18，2018.
5. Slots J, Jorgensen MG. Efficient antimicrobial treatment in periodontal maintenance care. J Am Dent Assoc, 131：1293-1304, 2000.
6. Rooney J, Wade WG, Sprague SV, Newcombe RG, Addy M. Adjunctive effects to non-surgical periodontal therapy ofsystemic metronidazole and amoxycillin alone and combined：a placebo controlled study. J Clin Periodontol, 29：342-350, 2002.
7. van Winkelhoff AJ, Rodenburg JP, Goene RJ, Abbas F, Winkel EG, de Graaf J. Metronidazole plus amoxyycillin in the treatment of *Actionbacillus actinomycetemcomitans* associated periodontitis. J Clin Periodontol, 16：128-131, 1989.
8. Tinoco EM, Beldi MI, Campedelli F, Lana M, Loureiro CA, Bellini HT, Rams TE, Tinoco NM, Gjermo P, Preus HR. Clinical and microbiological effects of adjunctive antibiolics in treatment of localized juvenile periodontitis. A controlled clinical trial. J Periodontol, 69：1355-1363, 1998.
9. Jepsen K, Jepsen S. Antibiotics/antimicrobials：systemic and local administration in the therapy of mild to moderately advanced periodontitis. Periodontol 2000, 71：82-112, 2016.
10. Walker CB. The acquisition of antibiotic resistance in the periodontal microflora. Periodontol 2000, 10：79-88, 1996.

11. Haffajee AD, Patel M, Socransky SS. Microbiological changes associated with four different periodontal therapies for the treatment of chronic periodontitis. Oral Microbiol Immunol, 23：148-157, 2008.

12. Greenstein G. Local drug delivery in the treatment of periodontal diseases：assessing the clinical significance of the results. J Periodontol, 77：565-578, 2006.

13. JAID/JSC 感染症治療ガイド・ガイドライン作成委員会編. JAID/JSC 感染症治療ガイドライン 2016―歯性感染症―. 日化療会誌, 64：641-646, 2016.

14. JAID/JSC 感染症治療ガイド・ガイドライン作成委員会編. JAID/JSC 感染症治療ガイド 2019. XV 歯性感染症, 日本感染症学会／日本化学療法学会, 272-274, 2019.

15. Research, Science and Therapy Committee of the American Academy of Periodontology. Position Paper：Systemic Antibiotics in Periodontics. J Periodontal, 75：1553-1565, 2004.

CQ 9 進行した歯周炎に対してスケーリング・ルートプレーニングと抗菌薬の経口投与を併用すべきか？

推奨

重度広汎型慢性歯周炎および広汎型侵襲性歯周炎などの進行した歯周炎に対しては，深い歯周ポケットの減少効果や歯周病原細菌の抑制効果を期待して歯周基本治療において，スケーリング・ルートプレーニング（SRP）と抗菌薬の経口投与の併用療法を行うことを提案する．

GRADE 2B（推奨の強さ「弱い推奨」／エビデンスの確信性「中」）

1. 付帯事項

　長期的予後における臨床有用性や具体的な適用方法についての解明は不十分であり，細菌検査を用いた抗菌薬の経口投与（systemic antibiotic therapy：SAT）の妥当性については，これを裏づける研究報告が少なく結果の不均一性から経験的投与と比較した場合の有用性については，更なる検証が必要である[27]．

2. 背景・目的

　歯周病患者における SAT を検討すべき選択基準として，①通常の機械的治療では，十分な臨床的改善が認められない治療抵抗性の歯周炎患者，②年齢に対して歯周組織破壊が著しい重度広汎型慢性歯周炎（severe generalized chronic periodontitis：SGCP）患者および広汎型侵襲性歯周炎（generalized aggressive periodontitis：GAP）患者，③生体防御機能が低下する基礎疾患（喫煙患者を含む免疫機能低下，血糖コントロール不良の糖尿病患者）や動脈硬化性疾患を有する中度および重度歯周炎患者などがあげられている[1]．歯周病が進行（重症化）すると，治療反応性は，患者（個人）レベルの要因に影響を受けやすくなると考えられ，SRP と SAT の併用は，患者レベルの寄与率の高い重度広汎型歯周炎（severe generalized periodontitis：SGP）に有効と考えられる．しかしながら，SRP と SAT の併用の具体的な適応基準（適応症，投与薬剤の種類，投与時期，投与量，期間など）についてのコンセンサスは不十分であるのが現状である[2,3]．

3. 解説

　SRP のみと比較して，SAT の併用は SGP に対して臨床的に有効であることが多くのランダム化対照比較試験（randomized controlled study：RCT）やシステマティックレビュー（systematic review：SR）により明らかにされてきた．本稿では，2011 年以降の関連文献について，重症度の目安としてプロービング深さ（probing depth：PD）やプロービングアタッチメントレベル（probing attachment lebel：PAL）の平均が 4 mm 以上の SGP に対する RCT 研究や RCT 研究についての SR を主な評価対象として，その有効性を再検証した．評価対象の条件は，①観察期間 6 ヵ月以上，残存歯 15 歯以上，② SRP およびフルマウスディスインフェクション（FMD）と SAT（アモキシシリンとメトロニダゾールの複合投与：A + M，メトロニダゾール：M，ア

ジスロマイシン：AZM，クラリスロマイシン：CLM，レボフロキサシン：LFX，モキシフロキサ
サシン：MOX）の併用，③プライマリーエンドポイントとして PD の減少量（PDR），プロービ
ングアタッチメントゲイン量（PAG）および深い PD（6，7mm 以上）の部位率，PD 5mm 以
上の部位が治療後に 4 部位以下になった比率などの歯周外科必要性の減少効果指標，④セカンダ
リーエンドポイントとして歯周病原細菌検査指標やプロービング時の出血（BOP）率および長
期予後評価指標として歯周病の進行度（アタッチメントロス）や歯の喪失率などとした．SGP
の中でも進行した歯周炎である平均 PD が 5mm 以上の患者を対象とした RCT 研究においては，
A＋M と SRP の併用と SRP 単独を比較した場合の付加的効果は，PDR 0.9mm，PAG 0.6mm（PD
7mm 以上の部位では，各々 1.5mm，0.8mm）であった．また，*Aggregatibacter actinomycetem-*
comitans が検出された慢性歯周炎では，PDR と PAG は AZM の併用で 1.5mm と 1.0mm，LFX
の併用で 1.3mm と 1.0mm であり，いずれも *A. actinomycetemcomitans* の著明な抑制効果を示
した[4-6]．その他 PD および PAL 平均 4mm 以上の SGP に対しては，MOX の併用での付加的効
果は，PDR 0.6mm，PAG 0.4mm で，特に PD 7mm 以上で *A. actinomycetemcomitans* 非検出
の部位では，検出された部位に比較して PDR 0.8mm，PAG 0.6mm の付加的効果が認められた．
また，治療後の PD 6mm 以上の部位率は，SRP 群では 13.4％に対して MOX の併用群では，8.7％
と有意な減少を示した．細菌検査結果では，*A. actinomycetemcomitans*，*Porphyromonas gingi-*
valis，*Tannerella forsythia* が有意に抑制され，特に *A. actinomycetemcomitans* は著明な抑制を
示した[7-9]．最近の後ろ向き研究報告では，非外科歯周治療における細菌検査は，経口抗菌薬を
使用するか否かの臨床決定に有用であることが示されている[10]．

　外科必要性の減少効果指標については，A＋M の併用群では，治療後 PD 5mm 以上の部位
が 4 部位以下になった比率は，63.1 〜 63.6％に対して SRP 単独群では，13.6 〜 36.5％で有意な
増加を示した[11, 12]．また，PD 5mm 以上の部位が，治療後に PD 4mm 以下になった比率は，A
＋M の併用群では，83％に対し，FMD 単独群では，67％と有意に高い値を示した[13]．MOX の
併用群では，PD 6mm 以上の部位率は，治療後に 8.7％（SRP 単独群では 13.4％）で臼歯部での
改善効果が大きかったが，M＋A の併用では，治療 2 年後の根分岐部病変の有意な改善効果は
認められなかった[7, 8, 14-16]．さらに，*A. actinomycetemcomitans* が検出された中度から重度歯周
炎症例においては，A＋M の併用群では，SRP 単独群に比較して外科必要部位（PD 5mm 以上
で BOP ＋）の有意な減少効果（34％ vs 25％）が認められた[17]．長期予後評価（2 年以上）に
ついては，M＋A の併用群では，SRP 単独群に比較して歯周病の進行度（1.3mm 以上のアタッ
チメントロス）の有意な低下（7.8％ vs 5.3％）が認められたが，歯の喪失率（5 年の評価）につ
いては，SRP や FMD 単独の場合と比較して SAT による有意な減少効果は認められなかっ
た[4, 18]．さらに，最近の研究報告では，歯周炎が重度および広汎（PD 5mm 以上の部位率が
35％以上）で，年齢が比較的若い（55 歳未満）場合には，SRP 単独群に比較して A＋M の併
用群では，有意な歯周炎の進行抑制効果が認められている[19]．

　SR については，SAT の効果と副作用および耐性菌のリスクバランスを考慮した場合，中等度
から重度限局型慢性歯周炎や限局型侵襲性歯周炎では SAT の推奨度は低い[1]．一方，PD 6mm
以上の部位に対する SAT の PDR や PAG の改善効果は，PD 4，5mm の部位の約 2 倍であり，
繰り返しの SRP より歯肉退縮のリスクが少なく，歯周外科と同程度の PD 減少効果が期待でき
ることが報告されている[20]．したがって，深い歯周ポケット（PD 6mm 以上）が多数部位（20
〜 30％以上）存在する SGP（PD あるいは PAL の平均が 4mm 以上）が SAT の適応と考えら
れる[11, 21, 22]．また，比較的若い年齢層に対する SAT の有効性が示唆されていることから，骨吸
収年齢比を考慮することも必要と考えられる[19, 23]．国内で歯周組織への適応承認がある AZM も，

特に深い歯周ポケット部位率が高く，red complex の検出率の高い慢性歯周炎への応用が有用と考えられている[5, 22]．SGP の中で，SGCP と GAP の比較については，7mm 以上の PD 部位に対する A + M，M あるいは AZM などを用いた SAT については，BOP，PDR および PAG の改善効果はいずれも GAP が高いことが示されている[15, 18]．しかしながら，臨床的には両者の鑑別診断がつきにくい場合も多く，歯周治療後の長期的な予後（歯の喪失率）に差異は認められていないことから慢性と侵襲性の症候群分類による治療効果の比較は困難なのが現状である[7, 21, 24, 25]．

　以上のことから，比較的若い年齢層を対象とした深い歯周ポケット部位率の高い SGP に対しては，細菌検査によって歯周病原細菌が一定の閾値を超えて検出された場合には，歯周基本治療において，歯肉縁上プラークコントロール下での徹底した歯肉縁下バイオフィルムの機械的除去とともに検出された歯周病原細菌に有効とされる抗菌薬を選択し，体重に対する有効投与量をSRP あるいは FMD の開始前，あるいは開始と同時に投与し，歯周病原細菌に対する有効濃度を1週間程度の期間維持することで外科治療の必要性を減少させる可能性がある[17, 19, 26]．また，SAT 後の治療反応性を患者（個人）レベルの臨床および細菌検査指標を用いて評価することが有用である．細菌検査を用いた SAT の妥当性については，これを裏づける研究報告が少なく結果の不均一性から経験的投与と比較した場合の有用性については，更なる検証が必要である[27]．

4. 文献検索

　文献データベースとして PubMed（https://www.ncbi.nlm.nih.gov/pubmed/）を用いて文献検索を行った．2015 年以降の論文 49 を抽出した後，その中で，歯周基本治療において経口抗菌薬を投与した場合の臨床的パラメーターの変化に関する研究および最新の SR を収集対象とし，その参考文献についてもハンドサーチを加えて内容を検討した（最終検索日 2020 年 2 月 12 日）．

PubMed
（用語と検索方法）

#1	periodontitis OR periodontal disease	100,422
#2	antibiotics OR antimicrobial OR systemic administration OR systemic antibiotics	1,912,855
#3	debridement OR scaling and root planing OR non-surgical treatment OR non-surgical therapy	42,756
#4	clinical trial OR systematic review OR randomized clinical trial	1,303,029
#5	metronidazole OR amoxicillin	36,271
#6	2015/01/01-Present［Date-Publication］	6,036,469
#7	#1 and #2 and #3 and #4 and #5 and #6　Filter：Humans	49

5. 参考文献

1. 特定非営利法人日本歯周病学会編．歯周病患者における抗菌療法の指針 2010．医歯薬出版，東京，12-13，2010．
2. Eickholtz P Kaltsschmitt J, Berbig J, Reitmair P, Pretzl B. Tooth loss after active periodontal therapy. 1：patient-related factors for risk, prognosis, and quality of outcome. J Clin Periodontol, 35：165-174, 2008.
3. 三辺正人，河野寛二，原井一雄，相田 潤，野村義明．重度歯周炎患者に対する経口抗菌療法を併用

した非外科的治療の臨床および細菌学的評価. 日歯周誌, 55：156-169, 2013.

4. Cosgarea R, Juncar R, Heuman C, Tristiu R, Lascu L, Arweiler N, Stavropoulos A, Sculean A. Non-surgical periodontal treatment in conjunction with 3 or 7 days systemic administration of amoxicillin and metronidazole in severe chronic periodontitis patients. A placebo-controlled randomized clinical study. J Clin Periodontol, 43：767-777, 2016.

5. Martande S, Pradeep AR, Singh SP, Kumari M, Naik SB, Suke DK, Singh P. Clinical and microbiological effects of systemic azithromycin in adjunct to nonsurgical periodontal therapy in treatment of *Aggregatibacter actinomycetemcomitans* associated periodontitis：a randomized placebo- controlled clinical trial. J Invetigative and Clinical Dentistry, 7：72-80, 2016.

6. Pradeep AR, Singh SP, Martande SS, Naik SB, Priyanka N, Kalra N, Suke DK. Clinical and microbiological effects of levofloxacin in the treatment of chronic periodontitis：a randomized, placebo-controlled clinical trial. J Investigative and Clinical Dentistry, 6：170-178, 2015.

7. Ardila CM, Guzman C. Clinical factors influencing the efficacy of systemic moxifloxacin in the therapy of patients with generalized aggressive peridontits：A multilevel analysis from a clinical trial. Gloval J Health Science, 8：80-88, 2016.

8. Ardila CM, Martero-Cadavid JF, Boderth-Acosta G, Ariza-Garces AA, Guzman I. Adjunctive moxifloxacin in the treatment of generalized aggressive periodontitis patients：clinical and microbiological results of a randomized, triple-blind and placebo-controlled clinical trial. J Clin Periodontol, 42：160-168, 2015.

9. Aimetti M, Romano F, Guzzi N, Carnevale G. Full-mouth disinfection and systemic antimicrobial therapy in generalized aggressive periodontitis：a randomized, placebo-controlled trial. J Clin Peridontol, 39：284-294, 2012.

10. Eick S, Nydegger J, Burgin W, Salvi GE, Sculean A, Ramseier C. Microbiological analysis and the outcomes of periodontal treatment with or without adjuctive systemic antibiotics-a retrospective study. Clin Oral Invest, 22：3031-3041, 2018.

11. Harks I, Koch R, Eickholtz P, Holfmann T, Kim TS, Kocher T, Meyle J, Kaner D, Schlagenhault U, Doering S, Holtfreter B, Gravemeier M, Harmsen D, Ehmke B. Is progression of periodontits relevantly influenced by systemic antibiotics？A clinical randomized trial. J Clin Periodontol, 42：832-842, 2015.

12. Borges I, Faveri M, Figueiredo LC, Duarte PM, Retamal-Valdes B, Lira Montenegro SC, Feres M. Different antibiotics protocols in the treatment of severe chronic periodontitis：A 1-year randomized trial. J Clin Periodontol, 44：822-832, 2017.

13. Griffiths GS, Ayob R, Guerrero A, Nibali L, Suvan J, Moles DR, Tonetti MS. Amoxiccilin and metronidazole as an adjunctive treatment in generalized aggressive periodontitis at initial therapy or re-treatment：a randomized controlled clinical trial. J Clin Periodontol, 38：43-49, 2011.

14. Mombelli A, Cionca N, Almaghlouth A, Decaillet F, Courvoisier DS, Giannopoulou C. Are there specific benefits of amoxicillin plus metronidazole in *Aggregatibacter actinomycetemcomitans*-associated periodontitis？Double-masked, randomized clinical trial of efficacy and safety. J Periodontol, 84：715-724, 2013.

15. Eickholtz P, Nickies K, Koch R, Harks I, Hoffmann T, Kim TS, Kocher T, Meyle J, Kaner D, Schlagenhauf, Doering S, Gravemeier, Ehmke B. Is furcation involvement affected by adjunctive systemic amoxicillin plus metronidazole？A clinical trials exploratory subanalysis. J Clin Periodontol, 43：839-848, 2016.

16. Ardila CM, Guzmán IC. Benefits of adjunctive moxifloxacin in generalized aggressive periodontitis：a subgroup analysis in *Aggregatibacter actinomycetemcomitans*-positive/negative patients from a clinical trial. J Investi Clinical Dent, 8：1-8, 2017.

17. Mombelli A, Almaghlouth A, Cionca N, Courvoisier D, Giannopoulou C. Differential benefits

of amoxicillin-metronidazole in different phases of periodontal therapy in a randomized controlled crossover clinical trial. J Periodontol, 86 : 367-375, 2015.

18. Maumer A, Pretzl B, Cosgarea R, Kim TS, Reitmeir P, Eikholtz P, Dannewitz B. Tooth loss in aggressive periodontitis after periodontal therapy : patient-related and tooth-related prognostics factors. J Clin Periodontol, 38 : 644-655, 2011.

19. Eickholtz P, Koch R, Kocher T, Hoffmann T, Kim TS, Meyle J, Kaner D, Schlagenhauf U, Harmsen D, Harks I, Ehmke B. Clinical benefits of systemic amoxicillin/metronidazole may depend on periodontitis severity and patients age : An exploratory sub-analysis of the ABPARO trial. J Clin Periodontol, 46 : 491-501, 2019.

20. Oh TJ. Adjunctive use of systemic antibiotics (amoxicillin 500 mg plus metronidazole 500 mg 3 times a day for 3 or 7 days) to nonsutgical periodontal therapy may improve clinical outcomes in treating severe chronic periodontitis. J Evid Based Dent Pract, 17 : 62-64, 2017.

21. Silva MP, Feres SM, Oliveira Sirotto TA, Silva Soares GM, Faveri M, Figueiredo LC. Clinical and microbiological benefits of metronidazole alone or with amoxicillin as adjuncts in the treatment of chronic periodontitis : a randomized placebo-controlled clinical trial. J Clin Periodontol, 38 : 828-837, 2011.

22. Buset SL, Zitzmann NU, Weiger R, Walter C. Non-surgical periodontal therapy supplemented with systemically administered azithromycin : a systematic review of RCTs. Clin Oral Invest, 19 : 1763-1775, 2015.

23. Tonetti MS, Greenwell H, Kornman KS. Staging and grading of periodontitis : Framework and proposal of a new classification and case definition. J Clin Periodontol, 45 (Suppl 20) : S149-S161, 2018.

24. Guerrero A, Nibali L, Lambertenghi R, Ready D, Suvan J, Griffiths GS, Wilson M, Tonetti MS. Impact of baseline microbiological status on clinical outcomes in generalized aggressive periodontitis patients treated with or without adjunctive amoxicillin and metronidazole : an exploratory analysis from a randomized controlled clinical trial. J Clin Periodontol, 41 : 1080-1089, 2014.

25. Nibali L, Farias BC, Vajgel A, Tu YK, Donos N. Tooth loss in aggressive periodontitis : A systematic review. J Dent Res, 92 : 868-875, 2013.

26. McGowan K, McGowan T, Ivanovski S. Optimal dose and duration of amoxicillin-plus -metronidazole as an adjunct to non-surgical periodontal therapy : A systematic review and meta-analysis of randomized, placebo-controleed trials. J Clin Periodontol, 45 : 56-67, 2018.

27. Nibali L, Koidou VP, Hamborg T, Donos N. Empirical or microbiological-guided systemic antimicrobials as adjuncts to non-surgical periodontal therapy ? A systematic review. J Clin Periodontol, 46 : 999-1012, 2019.

CQ 10 糖尿病患者において，スケーリング・ルートプレーニング後に抗菌薬を投与すべきか？

推 奨

歯周炎を合併した糖尿病患者に対する歯周基本治療では抗菌薬の併用を考慮すべきである．

GRADE 2B（推奨の強さ「弱い推奨」／エビデンスの確信性「中」）

1. 付帯事項

　抗菌薬の適用が，最も深い歯周ポケット部位，またはベースライン時 PPD ≧ 5mm の部位を選択した研究においてのみ有意な PPD 減少および臨床的付着獲得が得られているので，広汎型と判断される重度歯周炎に罹患した糖尿病患者に対しては局所抗菌薬の併用を提案する．また，保険診療が認められているのは，「糖尿病を有する患者であって，歯周ポケットが 4mm 以上の歯周病を有するものに対して，歯周基本治療と並行して計画的に 1 ヵ月間特定薬剤（歯科用抗生物質製剤に限る）の注入を行った場合は，本区分により算定する．ただし，医科の保険医療機関または医科歯科併設の医療機関の医師からの診療情報提供（診療情報提供料の様式に準じるもの）に基づく場合に限る」とされている．

2. 背景・目的

　歯周炎と糖尿病の関係は，相互に負の影響を与え，糖尿病患者では健常者と比較して歯周炎の有病率が高く，より重症化していることが多い．特に，血糖コントロール不良な糖尿病患者ほど歯周炎の重症度が高く，進行するリスクが高い．また，歯周炎罹患者は，非歯周炎罹患者に比較して糖尿病の有病率や発症リスクが高く，重度の歯周炎を未治療のまま放置しておくと糖尿病の血糖コントロールに悪影響を与える可能性があるというエビデンスが報告されている[1]．

　歯周治療，なかでも非外科的歯周治療（スケーリング・ルートプレーニング：SRP）が血糖コントロールに与える影響を検討した研究がいくつか報告されているが，その結果には一定の見解は得られていない[2,3]．これらを背景に，全身，ないしは局所抗菌療法を併用した場合の歯周組織改善における SRP に対する付加的効果を期待した研究が多く試みられてきた[4-6]．そこで糖尿病患者の歯周治療における抗菌療法の併用効果を臨床パラメーター改善の側面から検討した．

3. 解 説

　歯周炎に罹患した糖尿病患者の歯周基本治療に抗菌療法（全身および局所）を併用した場合の歯周組織の臨床パラメーター（プロービングポケットデプス：PPD，臨床的アタッチメントレベル：CAL，プロービング時の出血：BOP）の改善の有無についての文献検索を行った．

　抗菌薬の全身（経口）投与に関する研究報告に関して，2 型糖尿病患者に対して SRP とドキシサイクリン（ドキシサイクリン経口投与を SRP 施行 45 日後から 100mg/day，21 日間服用[7]，SRP とドキシサイクリン経口抗菌療法（100mg/日，20 日間服用[8]）を併用した二つの報告[7,8]

では，3〜6ヵ月間の評価でコントロール群と比較して臨床パラメーターに有意な差はなかった．しかし，抗菌効果が期待できる投与量以下のコラゲナーゼ活性の抑制を目的とした低濃度ドキシサイクリン長期投与（40 mg/日，90日間）の報告[9]においては，3〜6ヵ月間の評価でコントロール群と比較して臨床パラメーターは有意に改善した．また，メトロニダゾールとアモキシシリンの経口投与（SRP＋メトロニダゾール400 mg/日，14日間＋アモキシシリン500 mg/日，14日間[10, 11]）を併用した場合，臨床パラメーターは有意に改善，微生物学的パラメーターも大きく減少し，red complexの細菌数が有意に減少した[10, 11]．

　一方，抗菌薬の局所投与を併用した場合は，広汎型慢性歯周炎を合併した2型糖尿病患者に対するアトロバスタチン1.2%ゲル（SRP後0.1 mL）[12]，サトラニダゾール3%ゲル（SRP後0.1 mL）[13]，アジスロマイシン0.5%ゲル（SRP後0.2 mL）[14]のいずれもがコントロール群と比較して臨床パラメーターの改善に有意な差を認めた．

　臨床パラメーターの改善を目的に歯周炎を合併した糖尿病患者に対する抗菌薬の全身（経口）および局所投与の効果についてのシステマティックレビューでは，全身（経口）投与は最近の2編でPPD減少には中程度の付加的効果を示し，臨床的付着獲得には効果がなかったと報告している[4, 5]．一方，局所投与は，対照群と比較して有意なPPD減少（0.4 mm）および臨床的付着獲得（0.31 mm）が報告されている[6]．さらに，血糖コントロール不良な被験者と比較して，血糖コントロール良好な被験者では局所抗菌薬の付加的効果が高いことも示されている．

　しかし，このシステマティックレビューに含まれている研究は異なる種類の抗菌薬と研究計画であり，正確な比較はできない．さらに，局所抗菌薬の適用部位が最も深い歯周ポケット部位，またはベースライン時PPD≧5 mmの部位を選択した研究においてのみ有意なPPD減少および臨床的付着獲得がみられている．これらの所見は，歯周ポケット内に長期間にわたって局所抗菌薬がより高い濃度に達する能力，特に輸送担体が抗菌薬を持続放出していることも関与しているであろう．さらに，いくつかの報告では，抗菌薬の局所投与および評価のために，ベースラインPPD≧5 mmの最も深い部位が選択されていた．より深い部位は，より大きなPPD減少および臨床的付着獲得を伴って反応すると思われる．一方，全身（経口）投与の報告では通常，歯周ポケットの浅い部位と深い部位の口腔内評価が行われており，これは効果の希薄化と関連している可能性がある．

　以上のエビデンスから，歯周炎を合併した糖尿病患者に対する抗菌薬の経口および局所投与の効果については，その効果を疑問視する報告もあるものの，広汎型歯周炎に対する抗菌薬の複合経口投与やテトラサイクリン系あるいはマクロライド系薬剤の局所投与の併用がより有効であるとの報告も存在することから[10-14]，抗菌療法の併用は有効と考えられ，推奨の強さ「弱い推奨」／エビデンスの確信性「中」とした．

　このように抗菌療法併用の付加的効果に対する臨床的妥当性はまだ明確ではない．今後，慢性歯周炎に罹患した糖尿病患者における抗菌薬併用に関する研究は，歯周炎の重症度や広がりを考慮し，少なくとも12ヵ月の追跡調査が行われるべきである．また，血糖コントロール状況，被験者の体格指数，局所および全身の炎症状態，インスリン抵抗性のレベル，喫煙の影響，抗菌薬の種類も統一した同一の研究計画による充分なサンプルサイズでの比較研究の実施が必要である．とりわけ，抗菌薬の併用は，血糖コントロール改善効果をアウトカムにとらえた場合にも有用であることを示唆する日本人を対象とした報告も存在するため，歯周組織および糖尿病の状態改善に有効な抗菌療法の確立を目指す検討が望まれる．

4. 文献検索

文献データベースとして，PubMed（https://www.ncbi.nlm.nih.gov/pubmed/）と医中誌（https://login.jamas.or.jp）を用いて文献検索を行った（最終検索日2020年1月31日）．

PubMed
（用語と検索方法）

#1	"Diabetes Mellitus" [All Fields] OR "Diabetes" OR "Mellitus" [All Fields]	670,733
#2	"Periodontitis" [All Fields] OR "Periodontal disease" [All Fields]	44,771
#3	"Therapy" [All Fields] OR "Treatment" [All Fields] OR "Therapeutics" [All Fields]	7,548,746
#4	"Antibiotics" [All Fields] OR "Anti-bacterial Agents" [All Fields] OR "Anti-bacterial agents" [All Fields] OR "Antibacterial" [All Fields]	829,582
#5	#1 AND #2 AND #3 AND #4	135
#6	#1 AND #2 AND #3 AND #4　Filter：humans	117
#7	#1 AND #2 AND #3 AND #4　Filter：humans, Clinical trial	46
#8	#1 AND #2 AND #3 AND #4　Filter：humans, Clinical trial, Publication dates 5years	14

医中誌
（用語と検索方法）

#1	（糖尿病／TH or 糖尿病／AL）	371,911
#2	（歯周疾患／TH or 歯周病／AL）	61,729
#3	（治療／TH or 治療／AL）	4,491,757
#4	（抗感染剤／TH or 抗菌薬／AL）	396,189
#5	#1 AND #2 AND #3 AND #4	114
#6	#5 and（CK＝ヒト）	111
#7	#6 and（DT＝2014：2019）	43
#8	#7 and（PT＝原著論文）	21
#9	#8 and（PT＝症例報告・事例除く）	6
	Title, Abstract の吟味	1

5. 参考文献

1. 日本糖尿病学会編著．糖尿病診療ガイドライン2019．南江堂，東京，219-228，2019．
2. Navarro-Sanchez AB, Faria-Almeida R, Bascones-Martinez A. Effect of non-surgical periodontal therapy on clinical and immunological response and glycaemic control in type 2 diabetic patients with moderate periodontitis. J Clin Periodontol, 34：835-843, 2007.
3. Katagiri S, Nitta H, Nagasawa T, Uchimura I, Izumiyama H, Inagaki K, Kikuchi T, Noguchi T, Kanazawa M, Matsuo A, Chiba H, Nakamura N, Kanamura N, Inoue S, Ishikawa I, Izumi Y. Multi-center intervention study on glycohemoglobin（HbA1c）and serum, high-sensitivity CRP（hs-CRP）after local anti-infectious periodontal treatment in type 2 diabetic patients with periodontal disease. Diabetes Res Clin Pract, 83：308-315, 2009.
4. Santos CM, Lira-Junior R, Fischer RG, Santos AP, Oliveira BH. Systemic antibiotics in periodontal treatment of diabetic patients：A systematic review. PLoS One 10：e0145262, doi：10.1371/journal.pone.0145262, 2015.
5. Grellmann AP, Sfreddo CS, Maier J, Lenzi TL, Zanatta FB. Systemic antimicrobials adjuvant

to periodontal therapy in diabetic subjects : A meta-analysis. J Clin Periodontol, 43 : 250-260, 2016.

6. Rovai ES, Souto ML, Ganhito JA, Holzhausen M, Chambrone L, Pannuti CM. Efficacy of local antimicrobials in the non-surgical treatment of patients with periodontitis and diabetes : A systematic review. J Periodontol, 87 : 1406-1417, 2016.

7. Al-Nowaiser AM, Al-Zoman H, Baskaradoss JK, Robert AA, Al-Zoman KH, Al-Sohail AM, Al-Suwyed AS, Ciancio SG, Al-Mubarak SA. Evaluation of adjunctive systemic doxycycline with non-surgical periodontal therapy within type 2 diabetic patients. Saudi Med J, 35 : 1203-1209, 2014.

8. Tsalikis L, Sakellari D, Dagalis P, Boura P, Konstantinidis A. Effects of doxycycline on clinical, microbiological and immunological parameters in well-controlled diabetes type-2 patients with periodontal disease : a randomized, controlled clinical trial. J Clin Periodontol, 41 : 972-980, 2014.

9. Deo V, Gupta S, Bhongade ML, Jaiswal R. Evaluation of subantimicrobial dose doxycycline as an adjunct to scaling and root planing in chronic periodontitis patients with diabetes : a randomized, placebo-controlled clinical trial. J Contemp Dent Pract, 11 : 9-16, 2010.

10. Miranda TS, Feres M, Perez-Chaparro PJ, Faveri M, Figueiredo LC, Tamashiro NS, Bastos MF, Duarte PM. Metronidazole and amoxicillin as adjuncts to scaling and root planing for the treatment of type 2 diabetic subjects with periodontitis : 1-year outcomes of a randomized placebo-controlled clinical trial. J Clin Periodontol, 41 : 890-899, 2014.

11. Tamashiro NS, Duarte PM, Miranda TS, Maciel SS, Figueiredo LC, Faveri M, Feres M. Amoxicillin Plus Metronidazole Therapy for Patients with Periodontitis and Type 2 Diabetes : A 2-year Randomized Controlled Trial. J Dent Res, 95 : 829-836, 2016.

12. Kumari M, Martande SS, Pradeep AR, Naik SB. Efficacy of subgingivally delivered 1.2% atorvastatin in the treatment of chronic periodontitis in patients with type 2 diabetes mellitus : A randomized controlled clinical trial. J Periodontol, 87 : 1278-1285, 2016.

13. Priyanka N, Kalra N, Saquib S, Malgaonkar N, Tarakji B, Varsha J, Pradeep AR. Efficacy of subgingivally delivered satranidazole in the treatment of type 2 diabetes subjects with chronic periodontitis : A randomized controlled clinical trial. J Int Acad Periodontol, 17 : 42-48, 2015. Erratum in : J Int Acad Periodontol, 17 : 81, 2015. Saquib, Shahabe [corrected to Saquib, Shahab] ; Nikhil, Malgaonkar [corrected to Malgaonkar, Nikhil] ; Tarakji, Bassel [added]

14. Agarwal E, Bajaj P, Naik SB, Pradeep AR. Locally delivered 0.5% azithromycin as an adjunct to non-surgical treatment in patients with chronic periodontitis with type 2 diabetes : A randomized controlled clinical trial. J Periodontol, 88 : 1281-1287, 2017.

CQ 11 高リスク心疾患患者におけるスケーリング・ルートプレーニングの際に，抗菌薬の予防的経口投与を行うべきか？

推 奨

高リスク心疾患患者のスケーリング・ルートプレーニングに際し，予防的抗菌薬投与を行うことを強く推奨する．
GRADE 1D（推奨の強さ「強い推奨」／エビデンスの確信性「非常に低」）

1．付帯事項

　有効性について直接的に検討した研究は見当たらない．しかしながら，スケーリング・ルートプレーニング（SRP）が高頻度で菌血症を誘発することから[1-3]，感染性心内膜炎（IE）の発症予防としての妥当性はあると考えられる．英国では2008年に国立医療技術評価機構が高度リスク群も含めた全ての患者において予防的抗菌薬投与を推奨しないという勧告を行ったが，その結果として5年後にIE発症数が有意に増加し，2016年に勧告を修正している[4]．これらを踏まえ，本学会においても高リスク心疾患患者のSRPに際しては予防的抗菌薬投与を強く推奨する．

2．背景・目的

　観血的歯科治療時における高頻度の菌血症発生が報告されていることから，人工弁置換患者やIEの既往を有する患者に対しては，抗菌薬の術前投与が推奨されている[5-7]．しかしながら，歯科治療の種類や侵襲度によって菌血症の発生率は様々であり，SRPに限った場合の予防的抗菌薬投与の必要性についてのエビデンスも決して十分とはいえない．また，薬剤耐性の観点からも，その評価は慎重であるべきである．

3．解 説

　IEは，弁膜や心内膜炎，大血管内膜に細菌集簇を含む疣腫を形成し，菌血症，血管塞栓，心障害などの多彩な臨床症状を呈する全身性敗血症性疾患である．発症には，弁膜疾患や先天性心疾患に伴う異常血流や，人工弁置換術後などに異物の影響で生じる非細菌性血栓性心内膜炎（NBTE）と何らかの原因による菌血症の存在が必要である．すなわち，歯科処置などにより一過性の菌血症イベントが生じると，NBTEの部位に菌が付着，増殖し，疣腫が形成すると考えられている[7]．

　観血的歯科治療は一過性の菌血症を引き起こしやすく，抜歯ではほぼ100％であり，SRPでも40～90％の頻度で発生するとの報告がある[1-3]．そのため，弁膜症や先天性心疾患など心内膜に障害を有する患者にSRPを行う際は，常にIE発症の可能性を考慮しなければならない．一方，IEに対するSRP時の予防的抗菌薬投与に対する強固なエビデンスは現時点では認められない．本来は大規模なランダム化臨床比較試験が不可欠であるが，倫理的問題からその証明は困難という側面もある．

　しかしながら，IEはひとたび発症すれば入院や手術，脳梗塞や死亡に至ることもあり，患者

の生活に及ぼす影響や経済的なインパクトは甚大である[8]．加えて，IE 予防投与による抗菌薬の合併症は非常にわずかであることが報告されている[9]．以上のような検討から，高リスク心疾患患者における SRP に際しては，抗菌薬の予防投与に妥当性があると考える．

現時点で投与法については米国心臓協会のガイドラインに倣い，アモキシシリン 2 g の術前 1 時間以内の経口単回投与を推奨する．β-ラクタム系薬アレルギーの場合にはクリンダマイシン，クラリスロマイシン，アジスロマイシンが推奨される[5,7]．

4．文献検索

文献データベースとして，PubMed（https://www.ncbi.nlm.nih.gov/pubmed/）と医中誌（https://login.jamas.or.jp/）を用いて文献検索を行った（最終検索日 2020 年 1 月 29 日）．

PubMed
（用語と検索方法）

#1	periodontitis OR periodontal disease	100,267
#2	debridement OR scaling and root planing	34,356
#3	infectious endocarditis OR infective endocarditis	39,481
#4	preventive administration OR prophylactic administration	80,862
#5	antimicrobial agent OR antimicrobial drug	1,686,836
#6	#1 and #2 and #3 and #4	0
#7	#1 and #2 and #3 and #5	4
	Title，Abstract の吟味	0

医中誌
（用語と検索方法）

#1	歯周炎	8,623
#2	歯周病	29,498
#3	デブライドメント	328
#4	スケーリング・ルートプレーニング	240
#5	SRP	550
#6	感染性心内膜炎	4,794
#7	予防投与	1,670
#8	抗菌薬	209,643
#9	#1 OR #2	30,239
#10	#3 OR #4 OR #5	1,030
#11	#9 AND #10 AND #6 AND #7	0
#12	#9 AND #10 AND #6 AND #8	0

5．参考文献

1. Lafaurie GI, Mayorga-Fayad I, Torres MF, Castillo DM, Aya MR, Barón A, Hurtado PA. Periodontopathic microorganisms in peripheric blood after scaling and root planing. J Clin Periodontol, 34：873-879, 2007.
2. Morozumi T, Kubota T, Abe D, Shimizu T, Komatsu Y, Yoshie H. Effects of irrigation with

an antiseptic and oral administration of azithromycin on bacteremia caused by scaling and root planing. J Periodontol, 81：1555-1563, 2010.

3. Zhang W, Daly CG, Mitchell D, Curtis B. Incidence and magnitude of bacteremia caused by flossing and by scaling and root planing. J Clin Periodontol, 40：41-52, 2013.

4. Dayer MJ, Jones S, Prendergast B, Baddour LM, Lockhart PB, Thornhill MH. Incidence of infective endocarditis in England, 2000-13：a secular trend, interrupted time-series analysis. Lancet, 385：1219-1228, 2015.

5. Wilson W, Taubert KA, Gewitz M, Lockhart PB, Baddour LM, Levison M, Bolger A, Cabell CH, Takahashi M, Baltimore RS, Newburger JW, Strom BL, Tani LY, Gerber M, Bonow RO, Pallasch T, Shulman ST, Rowley AH, Burns JC, Ferrieri P, Gardner T, Goff D, Durack DT：American Heart Association. Prevention of infective endocarditis：guidelines from the American Heart Association：a guideline from the American Heart Association Rheumatic Fever, Endocarditis and Kawasaki Disease Committee, Council on Cardiovascular Disease in the Young, and the Council on Clinical Cardiology, Council on Cardiovascular Surgery and Anesthesia, and the Quality of Care and Outcomes Research Interdisciplinary Working Group. J Am Dent Assoc, 139：Suppl. 3S-24S, 2008.

6. 日本化学療法学会／日本外科感染症学会 術後感染予防抗菌薬適正使用に関するガイドライン作成委員会. 術後感染予防抗菌薬適正使用のための実践ガイドライン. 日化療会誌, 64：153-232, 2016.

7. 日本循環器学会. 感染性心内膜炎の予防と治療に関するガイドライン, 2017年改訂版, 48-58, 2018.

8. Fraklin M, Wailoo A, Dayer MJ, Jones S, Prendergast B, Baddour LM, Lockhart PB, Thornhill MH. The cost-effectiveness of antibiotic prophylaxis for patients at risk of infective endocarditis. Circulation, 134：1568-1578, 2016.

9. Thornhill MH, Dayer MJ, Prendergast B, Baddour LM, Jones S, Lockhart PB. Incidence and nature of adverse reactions to antibiotics used as endocarditis prophylaxis. J Antimicrob Chemother, 70：2382-2388, 2015.

CQ 12 喫煙習癖を有する歯周炎患者に抗菌薬の経口投与は有効か？

推 奨

喫煙習癖を有する歯周炎患者への抗菌薬の経口投与の併用を提案する.
（GRADE 2C, 推奨の強さ「弱い推奨」エビデンスの確信性「低」）

1. 付帯事項

　非喫煙者と比較して，喫煙患者の非外科的歯周治療または外科的歯周治療に抗菌薬の経口投与を併用した場合の臨床的有効性を十分に示す証拠はないものの，抗菌薬併用で一定の効果が得られることは示されている．しかし歯周治療開始の前提として，喫煙が創傷治癒に与える悪影響は広く知られていることから，良好な治療効果を得るためには禁煙が必須である.

2. 背景・目的

　喫煙は歯周病最大の危険因子であり，歯周炎の発症に関与するとともに症状を悪化させる．それには一日の喫煙本数，喫煙をしていた期間が大きく関係する．また，喫煙者では歯周治療に対する創傷治癒反応が低下することから，治療に対する組織応答が不良となる．そこにはたばこの煙の中の有害物質であるニコチンやその代謝産物のコチニン，一酸化炭素などが，末梢循環，免疫機能，歯周組織構成細胞への悪影響を及ぼすことが知られている.
　歯周病を有する喫煙者における歯周治療時の抗菌薬経口投与併用の有効性を検討した論文について，近年システマティックレビューやメタアナライシスが行われている[1-3].　その中で喫煙者に対して一定の有用性を示しているとするもの[1, 2]と有用性が低いとするものとがある[3].　しかし，それぞれの考察で述べられているように，非喫煙者の対照群を設けている論文が少ないことを含め，臨床研究デザインの問題があり，それぞれ結論の記述に苦慮している.

3. 解 説

　歯周治療との併用に用いられている経口抗菌薬は主にアジスロマイシン，ドキシサイクリン，メトロニダゾールとアモキシシリンのコンビネーションなどである．これらの歯周治療と併用した抗菌薬の経口投与の効果について，喫煙患者においても非外科的歯周治療後に効果が示されているものの，非喫煙者での効果がより高いとするもの[4]，喫煙者において非外科的治療後の臨床パラメータや歯周ポケット内細菌叢の改善において劇的効果があるとするもの[5]，喫煙者において歯周外科治療後，効果が低いとするもの[6]などがある.
　しかし，これらの過去の論文には，システマティックレビューやメタアナライシスを行う上で，多くの問題点がある．幾つか根拠をあげると，まず各論文の設定している喫煙者の定義である．喫煙者の喫煙には多くの状態があり，1日の喫煙本数，喫煙歴〈何年吸っていたか（pack-year）〉，過去に禁煙経験があるか否か，ニコチンに対する依存度，吸っているたばこの銘柄（紙巻きたばこは種類によりニコチンなどの含有量が同一でない）などの多様性がある．さらに比較する対照群の非喫煙者も，喫煙経験が全くないのか，以前喫煙していたが禁煙に成功した非喫煙者である

か否か，さらに，禁煙に成功していても禁煙後何年経っているのかなども厳密には分ける必要がある．実験群としての喫煙者群を厳格に設定している論文はごく僅かであり，単に現在の喫煙者群，非喫煙者群と群分けすることは危険である．

　また歯周炎の病態に対して，喫煙で摂取した有害物質の数々が，歯周組織にどの程度の病理学的影響を及ぼし，それが臨床パラメータにどのように反映されているのかについても正確なデータは存在しない．すなわち，治療対象部位に関して，プラークの侵襲度だけでなく，たばこの有害物質の影響度という臨床研究において規格化できない要素が加わっている．

　さらに抗菌薬の経口投与に関しても，被験者の投与された抗菌物質の種類，1日（1回）の投与量，投与期間，術後の投与時期の違いなどがある．

　上記のような多様な背景のもと，多くの研究は喫煙者と非喫煙者に対する抗菌薬経口投与の効果の差を検討する目的で，スケーリング・ルートプレーニング（SRP）などの非外科治療，またはフラップ手術などの歯周外科手術のような，対象とする病態の状況によって侵襲度に差のある術式を行い，その後の反応の比較検討を試みているのである．

　その結果，喫煙者でも非喫煙者と抗菌薬の効果の差がなかったり，喫煙者において効果がより高い結果が示されたり，反対に非喫煙者で効果がより高い結果が得られた研究があったとしても，それが非喫煙者と喫煙者で抗菌薬が同等に創傷治癒に対して有用に奏功したと考えるべきなのか，抗菌薬に喫煙が歯周組織の創傷治癒に与える有害性を打ち消す効果があったとするのか，反対に抗菌薬の効果に対して喫煙が歯周組織の創傷治癒に与える有害性の方が勝っていたとするのか，さらには喫煙が抗菌薬の作用を打ち消す形に働いたため，非喫煙者でより有効に働いたと評価するのかなど，多くの結論と考察が生まれてしまっており，結論づけることは困難である．

　このように，これまでの喫煙者の歯周病患者への抗菌薬投与の効果に対する僅かなRCTも条件の多様性を十分に排除できておらず，行っていても不十分であり，研究の精度は低い．

　よって今後このCQに対する結論を得るためには，十分に検討された研究デザインのもと，多くの喫煙者と非喫煙者を対象に，各基準を厳格に設定したRCTが必要である．ここでは，喫煙者への抗菌薬の経口投与を否定する根拠もないので，「推奨」では提案をしているが，歯周治療開始の前提として，喫煙が治療後の創傷治癒に与える悪影響は広く知られていることから，治療効果をより高めるためには抗菌療法よりも，まず禁煙支援が必須であることは間違いない．

4. 文献検索

　文献データベースとして，PubMed（https://www.ncbi.nlm.nih.gov/pubmed/）を用いて文献検索を行った．検索ストラテジーは，抗菌薬の投与方法について，oral administration, medication, systemic antibiotics などいくつかの表現があったが，一番多く抗菌薬経口投与に関する文献が抽出できる形にするため投与法の単語は含ませずに検索，そして抽出した175の論文を検討し，病変部位へのlocal administrationやインプラント周囲炎に関するもの，侵襲性歯周炎の治療に特化した論文，2006年以前の論文などは除外した（最終検索日2020年1月31日）．

PubMed
（用語と検索方法）

#1	periodontitis OR periodontal disease	100,402
#2	anti-bacterial agents OR antibiotics	841,588
#3	smoking OR tobacco	342,337
#4	#1 and #2 and #3	175

5. 参考文献

1. Assem NZ, Alves MLF, Lopes AB, Gualberto EC Junior, Garcia VG, Theodoro LH. Antibiotic therapy as an adjunct to scaling and root planing in smokers : a systematic review and meta-analysis. Braz Oral Res, 31 : e6, doi : 10.1590/1807-3107BOR-2017. vol 31.0067, 2017.
2. Chambrone L, Vargas M, Arboleda S, Serna M, Guerrero M, de Sousa J, Lafaurie GI. Efficacy of local and systemic antimicrobials in the non-surgical treatment of smokers with chronic periodontitis : A systematic review. J Periodontol, 87 : 1320-1332, 2016.
3. Angaji M, Gelskey S, Nogueira-Filho G, Brothwell D. A systematic review of clinical efficacy of adjunctive antibiotics in the treatment of smokers with periodontitis. J Periodontol, 81 : 1518-1528, 2010.
4. Faveri M, Rebello A, de Oliveira Dias R, Borges-Junior I, Duarte PM, Figueiredo LC, Feres M. Clinical and microbiologic effects of adjunctive metronidazole plus amoxicillin in the treatment of generalized chronic periodontitis : smokers versus non-smokers. J Periodontol, 85 : 581-591, 2014.
5. Matarazzo F, Figueiredo LC, Cruz SE, Faveri M, Feres M. Clinical and microbiological benefits of systemic metronidazole and amoxicillin in the treatment of smokers with chronic periodontitis : a randomized placebo-controlled study. J Clin Periodontol, 35 : 885-896, 2008.
6. Dastoor SF, Travan S, Neiva RF, Rayburn LA, Giannobile WV, Wang HL. Effect of adjunctive systemic azithromycin with periodontal surgery in the treatment of chronic periodontitis in smokers : a pilot study. J Periodontol, 78 : 1887-1896, 2007.

CQ 13 全身的な合併症等によってスケーリング・ルートプレーニングができない患者に対する抗菌薬投与を行うべきか？

推 奨

全身的な合併症等によってスケーリング・ルートプレーニングができない患者に対して，慢性歯周炎の治療として抗菌薬投与を行わないことを提案する．
GRADE 2C（推奨の強さ「弱い推奨」／エビデンスの確信性「低」）

1. 付帯事項

本推奨は，慢性歯周炎の治療としてスケーリング・ルートプレーニングを実施することなく抗菌薬投与を行うことについては，効果を示すエビデンスはなく，有害事象の発現や耐性菌の出現が危惧されることから，行わないことを推奨するものである．歯周膿瘍を伴うような歯周炎の急性症状を安静化するための抗菌薬投与については，使用の回避を提案するものではないことを付記する（CQ1，2参照）．

2. 背景・目的

歯周病は基本治療などによって根面のバイオフィルムや汚染物質を除去する原因除去療法を中心に治療が行われている．スケーリング・ルートプレーニングは原因除去療法の中核をなす療法であるが，合併症や精神機能等の問題のために実施できない症例にも遭遇する．例をあげれば，合併疾患に伴う抗凝固療法や合併疾患による出血傾向のために，スケーリング・ルートプレーニング後に止血が困難になることが想定される場合や，免疫機能の低下による易感染性のため，スケーリング・ルートプレーニングに伴う外科的な侵襲やその後の菌血症によって有害事象の発生が予想される症例がある[1, 2]．また，重度の認知症や精神疾患のために，治療への著しい不協力や体動の制御困難がみられる場合には，スケーリング・ルートプレーニングの手技が実施不能な場合もある．このようなスケーリング・ルートプレーニングの実施が困難な症例に対して，抗菌薬投与を行うことに対してどの程度の臨床的な効果が期待できるか，また抗菌薬の使用に伴う有害事象発生リスクとのバランスについて検討する必要がある．

3. 解 説

歯周病に対する原因除去療法の中核をなす療法は，根面のバイオフィルムや汚染物質を除去するスケーリング・ルートプレーニングであることはコンセンサスが得られていると思われる．しかしながら，昨今の高齢化の進展のために，合併症や精神機能等の問題を有するためにスケーリング・ルートプレーニングが実施不能な患者にもしばしば遭遇する．このようなスケーリング・ルートプレーニングの実施が困難な症例に対して，代替的な療法として抗菌薬投与を行うことに対してどの程度の臨床的な効果が期待できるかどうかは重要な点である．また，その効果は抗菌薬の使用に伴う有害事象発生リスクとバランスがとれているかどうかということについても検討を行う必要がある．

現在，歯周病の治療においては，基本治療なしで抗菌薬だけを用いて治療を行う症例は潰瘍性歯周炎や侵襲性歯周炎などの専門医によるケアが必要な症例に限られており，一般医が抗菌薬のみにより歯周治療を行うべきではないとされている[1]．基本治療に対する治癒反応については，高齢者であっても若年者であっても歯周治療に対する反応性には差がないとされており，身体的あるいは精神的な理由でホームケアが困難な症例に薬剤の併用などの療法が勧められるのみである[2]．

歯周病に対して基本治療を実施せずに抗菌薬のみで治療を行った際にどの程度の効果が期待できるかという検討を行った既存の臨床研究を探索してみても，試験の報告はなされておらず，基本治療を実施せずに抗菌薬のみで治療を行った際にどの程度の効果が期待できるかということを明示することは困難である．

これに対して，基本治療に併用して抗菌薬治療を行った際にどの程度の付加的な効果が期待できるかという試験についてはこれまで多く報告されている．抗菌薬の併用について検討を行った臨床研究は63件報告されており，これらの研究についてはすでにメタアナリシスを実施した報告が複数なされている[3,4]．スケーリング・ルートプレーニングに併用した抗菌薬の効果に関するシステマティックレビューにおいては，全身投与，局所投与ともに，効果は限定的であり，0.4mmの歯周ポケットの減少と0.3mmのアタッチメントレベルの獲得が期待できる程度であるとの結果に至っている．これらのシステマティックレビューの方向性においては，抗菌薬の併用による効果はわずかであり，抗菌薬の使用は限定されなければならないとされている．

歯周基本治療に併用した抗菌薬治療による効果を評価した研究においては，有害事象の報告が数多くなされている．抗菌薬の併用を評価した63件の研究のうち，17件において，なんらかの有害事象の報告がなされている．有害事象のタイプごとに分類を行うと，吐き気，嘔吐，胃腸症状の有害事象の報告のあった論文は15件[5-21]，頭痛の報告のあったものは2件[20,21]，これらに加え，味覚異常，舌痛症，筋肉や呼吸器の異常，口腔乾燥や紅斑，潰瘍形成，舌の着色といった有害事象が報告されている．抽出された有害事象はいずれも軽度か中程度のものであったが，抗菌薬の経口投与の併用には比較的多くの有害事象の発生が見られることは，一般的な認識のとおりである．

このように，現在の臨床研究の結果を照らし合わせると，基本治療に併用した抗菌薬治療の併用においても，臨床的な益は軽微と考えられ，抗菌薬の使用を限定する方向にあると思われる．また，薬剤耐性菌の脅威に対するアクションプランが提唱されている昨今においては，抗菌薬の使用についてはさらに慎重にならざるを得ない[22]．このような状況において，基本治療を実施することなく抗菌薬による歯周治療を正当化するエビデンスは見つけることができない．また，抗菌薬の使用には，高頻度の有害事象の発生を念頭に置かなければならない．

以上のことから，全身的な合併症等によってスケーリング・ルートプレーニングができない患者に対して，慢性歯周炎の治療としてスケーリング・ルートプレーニングを実施することなく抗菌薬投与を行うことについては，効果を示すエビデンスはなく，有害事象の発現や耐性菌の出現が危惧されることから，行わないことを今後の歯周治療の方向性として提唱するものである．

4. 文献検索

本CQに関する情報を得るための文献検索は，データベースとしてPubMed（https://www.ncbi.nlm.nih.gov/pubmed/）を検索対象として実施した．本CQについて考察するために必要な情報としては，①スケーリング・ルートプレーニングが禁忌となる状態はどんなものか，②歯周

68

病を，基本治療を実施せずに，抗菌薬のみで治療を行った際にどの程度の効果が期待できるか，の2点が必要と思われたため，それぞれの検索式を用いて検索を実施した．

1）スケーリング・ルートプレーニングが禁忌となる状態はどんなものか

PubMed
（用語と検索方法）

#1	"periodontitis" [MeSH Terms] OR "periodontitis" [All Fields]	39,336
#2	scaling [All Fields] AND jsubsetd [text]	44,550
#3	"contraindications" [MeSH Terms] OR "contraindications" [All Fields] OR "contraindication" [All Fields]	47,084
	#1 AND #2 AND #3	6

文献検索により6件が該当し，文献の内容を確認したところ，いずれも総説であるが，下記の2件にスケーリング・ルートプレーニングの回避が望ましい症例における歯周治療への対応に関する記述が見られた[1, 2]（最終検索日2020年2月6日）．

2）歯周病を，基本治療を実施せずに，抗菌薬のみで治療を行った際にどの程度の効果が期待できるか

下記の検索式により文献検索を実施した（最終検索日2020年2月6日）．

PubMed
（用語と検索方法）

#1	"periodontitis" [MeSH Terms] OR "periodontitis" [All Fields]	39,336
#2	"anti-bacterial agents" [Pharmacological Action] OR "anti-bacterial agents" [MeSH Terms] OR ("anti-bacterial" [All Fields] AND "agents" [All Fields]) OR "anti-bacterial agents" [All Fields] OR "antibiotics" [All Fields] AND "humans" [MeSH Terms]	507,144
#3	("anti-bacterial agents" [Pharmacological Action] OR "anti-bacterial agents" [MeSH Terms] OR ("anti-bacterial" [All Fields] AND "agents" [All Fields]) OR "anti-bacterial agents" [All Fields] OR "antibiotics" [All Fields]) AND (Randomized Controlled Trial [ptyp] AND "humans" [MeSH Terms])	23,098
#4	((("anti-bacterial agents" [Pharmacological Action] OR "anti-bacterial agents" [MeSH Terms] OR ("anti-bacterial" [All Fields] AND "agents" [All Fields]) OR "anti-bacterial agents" [All Fields] OR "antibiotics" [All Fields]) AND Randomized Controlled Trial [ptyp] AND "humans" [MeSH Terms]) AND ("periodontitis" [MeSH Terms] OR "periodontitis" [All Fields]) AND Randomized Controlled Trial [ptyp] AND "humans" [MeSH Terms]) AND ("periodontitis" [MeSH Terms] OR "periodontitis" [All Fields]) NOT scaling [All Fields] NOT implantitis [All Fields] NOT ("periapical periodontitis" [MeSH Terms] OR ("periapical" [All Fields] AND "periodontitis" [All Fields]) OR "periapical periodontitis" [All Fields] OR ("apical" [All Fields] AND "periodontitis" [All Fields]) OR "apical periodontitis" [All Fields]) AND (Randomized Controlled Trial [ptyp] AND "humans" [MeSH Terms])	147

歯周病を，基本治療を実施せずに，抗菌薬のみで治療を行った際にどの程度の効果が期待できるかという情報を得るために，歯周病に対する抗菌薬を用いた治療に関するランダム化比較試験より，根尖性歯周炎およびインプラント周囲炎に関する文献を削除し，さらにフィールド中にscalingの語を含まないものを検索した結果，143件の論文が検索された．これらの論文のアブストラクトを精査した結果，歯周基本治療を行わずに抗菌薬を応用した試験は見つからず，基本治療を実施せずに抗菌薬のみで治療を行った際にどの程度の効果が期待できるかということを明

らかにすることは困難であることが明らかとなった.

　そこで次に，歯周病に対して，基本治療に加えて抗菌薬治療を行った際にどの程度の付加的な効果が期待できるか，という情報を検索することとした.

　下記の検索式により文献検索を実施した（最終検索日 2020 年 2 月 6 日）.

PubMed
（用語と検索方法）

#1	(“periodontitis” [MeSH Terms] OR “periodontitis” [All Fields]) AND ((“anti-bacterial agents” [Pharmacological Action] OR “anti-bacterial agents” [MeSH Terms] OR (“anti-bacterial” [All Fields] AND “agents” [All Fields]) OR “anti-bacterial agents” [All Fields] OR “antibiotics” [All Fields]) AND “humans” [MeSH Terms]) AND systematic [sb] 73

5. 参考文献

1. Preshaw PM. Antibiotics in the treatment of periodontitis. Dent Update, 31：448-450, 453-454, 456, 2004.

2. Greenwell H, Bissada NF. Factors influencing periodontal therapy for the geriatric patient. Dent Clin North Am, 33：91-100, 1989.

3. Jepsen K, Jepsen S. Antibiotics/antimicrobials：systemic and local administration in the therapy of mild to moderately advanced periodontitis. Periodontol 2000, 71：82-112, 2016.

4. Smiley CJ, Tracy SL, Abt E, Michalowicz BS, John MT, Gunsolley J, Cobb CM, Rossmann J, Harrel SK, Forrest JL, Hujoel PP, Noraian KW, Greenwell H, Frantsve-Hawley J, Estrich C, Hanson N. Systematic review and meta-analysis on the nonsurgical treatment of chronic periodontitis by means of scaling and root planing with or without adjuncts. J Am Dent Assoc, 146：508-524, 2015.

5. Casarin RC, Peloso Ribeiro ED, Sallum EA, Nocviti FH Jr, Goncalves RB, Casati MZ. The combination of amoxicillin and metronidazole improves clinical and microbiologic results of one-stage, full-mouth, ultrasonic debridement in aggressive periodontitis treatment. J Periodontol, 83：988-998, 2012.

6. Cionca N, Giannopoulou C, Ugolotti G, Mombelli A. Amoxicillin and metronidazole as an adjunct to full-mouth scaling and root planing of chronic periodontitis. J Periodontol, 80：364-371, 2009.

7. Cionca N, Giannopoulou C, Ugolotti G, Mombelli A. Microbiologic testing and outcomes of full-mouth scaling and root planing with or without amoxicillin/metronidazole in chronic periodontitis. J Periodontol, 81：15-23, 2010.

8. Ehmke B, Beikler T, Haubitz I, Karch H, Flemmig TF. Multifactorial assessment of predictors for prevention of periodontal disease progression. Clin Oral Investig, 7：217-221, 2003.

9. Ehmke DB, Moter A, Beikler T, Milian E, Flemmig TF. Adjunctive antimicrobial therapy of periodontitis：longterm effects on disease progression and oral colonization. J Periodontol, 76：749-759, 2005.

10. Flemmig TF, Milian E, Karch H, Klaiber B. Differential clinical treatment outcome after systemic metronidazole and amoxicillin in patients harboring *Actinobacillus actinomycetemcomitans* and/or *Porphyromonas gingivalis*. J Clin Periodontol, 25：380-387, 1998.

11. Goodson JM, Haffajee AD, Socransky SS, Kent R, Teles R, Hasturk H, Bogren A, Van Dyke T, Wennstrom J, Lindhe J. Control of periodontal infections：a randomized controlled trial I. The primary outcome attachment gain and pocket depth reduction at treated sites. J Clin Periodontol, 39：526-536, 2012.

12. Guerrero A, Echeverría JJ, Tonetti MS. Incomplete adherence to an adjunctive systemic antibiotic regimen decreases clinical outcomes in generalized aggressive periodontitis patients : a pilot retrospective study. J Clin Periodontol, 34 : 897-902, 2007.

13. Guerrero A, Griffiths GS, Nibali L, Suvan J, Moles DR, Laurell L, Tonetti MS. Adjunctive benefits of systemic amoxicillin and metronidazole in non-surgical treatment of generalized aggressive periodontitis : a randomized placebo-controlled clinical trial. J Clin Periodontol, 32 : 1096-1107, 2005.

14. de Lima Oliveira AP, de Faveri M, Gursky LC, Mestnik MJ, Feres M, Haffajee AD, Socransky SS, Teles RP. Effects of periodontal therapy on GCF cytokines in generalized aggressive periodontitis subjects. J Clin Periodontol, 39 : 295-302, 2012.

15. Matarazzo F, Figueiredo LC, Cruz SEB, Faveri M, Feres M. Clinical and microbiological benefits of systemic metronidazole and amoxicillin in the treatment of smokers with chronic periodontitis : a randomized placebo-controlled study. J Clin Periodontol, 35 : 885-896, 2008.

16. Mestnik MJ, Feres M, Figueiredo LC, Duarte PM, Lira EAG, Faveri M. Short-term benefits of the adjunctive use of metronidazole plus amoxicillin in the microbial profile and in the clinical parameters of subjects with generalized aggressive periodontitis. J Clin Periodontol, 37 : 353-365, 2010.

17. Ribeiro EDP, Bittencourt S, Zanin ICJ, Bovi Ambrosano GM, Sallum EA, Nociti FH, Goncalves RB, Casati MZ. Fullmouth ultrasonic debridement associated with amoxicillin and metronidazole in the treatment of severe chronic periodontitis. J Periodontol, 80 : 1254-1264, 2009.

18. Silva MP, Feres M, Oliveira Sirotto TA, Silva Soares GM, Velloso Mendes JA, Faveri M, Figueiredo LC. Clinical and microbiological benefits of metronidazole alone or with amoxicillin as adjuncts in the treatment of chronic periodontitis : a randomized placebo-controlled clinical trial. J Clin Periodontol, 38 : 828-837, 2011.

19. Xajigeorgiou C, Sakellari D, Slini T, Baka A, Konstantinidis A. Clinical and microbiological effects of different antimicrobials on generalized aggressive periodontitis. J Clin Periodontol, 33 : 254-264, 2006.

20. Heller D, Varela VM, Silva-Senem MXE, Torres MCB, Feres-Filho EJ, Colombo APV. Impact of systemic antimicrobials combined with anti-infective mechanical debridement on the microbiota of generalized aggressive periodontitis : a 6-month RCT. J Clin Periodontol, 38 : 355-364, 2011.

21. Varela VM, Heller D, Silva-Senem MX, Torres MCMB, Colombo APV, Feres-Filho EJ. Systemic antimicrobials adjunctive to a repeated mechanical and antiseptic therapy for aggressive periodontitis : a 6-month randomized controlled trial. J Periodontol, 82 : 1121-1130, 2011.

22. 厚生労働省 国際的に脅威となる感染症対策関係閣僚会議. 薬剤耐性（AMR）対策アクションプラン National Action Plan on Antimicrobial Resistance 2016-2020. https://www.mhlw.go.jp/file/06-Seisakujouhou-10900000-Kenkoukyoku/0000120769.pdf（2020 年 2 月 6 日最終ダウンロード）

CQ 14 壊死性歯周疾患の治療に抗菌薬の経口投与を行うべきか？

推奨

発熱・倦怠感・リンパ節の腫脹等の全身症状が強く歯科的介入ができない場合や，超音波スケーラーによるデブライドメントや洗口剤による化学的プラークコントロールが奏効しない場合には，抗菌薬の経口投与を推奨する．
GRADE 1C（推奨の強さ「強い推奨」／エビデンスの確信性「低」）

---

1. 付帯事項

　ペニシリンの医療への応用がはじまった後，壊死性歯周疾患に対してペニシリン系薬剤が有効であることが広く受け入れられていたが，過敏症や耐性菌の出現などが問題となっており代替薬剤が望まれていた．抗原虫薬であるメトロニダゾールは，ペニシリンと比較してそれらの問題や共生細菌への影響が少なく，二重盲検法により同等の効果が確認されたため[6, 15-17]，現在，海外では第一選択になっている[3, 5]．わが国ではメトロニダゾールの歯周疾患に対する投与は認められていないため，ペニシリン系薬剤が第一選択となる．
　アモキシシリン／クラブラン酸配合薬は，炎症が重篤な場合に使用が認められている[20, 21]．

---

2. 背景，この問題の優先度

　AAP/EFP の分類において壊死性歯周疾患（necrotizing periodontal diseases：NPD）は，乳頭歯肉の壊死，歯肉出血，疼痛の典型的な三つの臨床症状を呈し，宿主の免疫応答の障害と関連する疾患と定義され，関連する症状に口臭，偽膜形成，局所リンパ節腫脹，発熱および流涎（小児）がある[1]．一般的には，NUG（necrotizing ulcelative gingivitis），NUP（necrotizing ulcelative periodontitis）と称されることが多い．NPD に関連する宿主の免疫応答の障害は，慢性的に重度で生命に関わる場合*と一時的に中等度の障害を受けた場合（喫煙者や心理的社会的ストレスのある成人）とがある[1]．罹患率は 0.03％未満と推定される非常に稀な疾患である[2-4]．NPD に関連する微生物叢は，*Treponema* spp., *Selenomonas* spp., *Fusobacterium* spp. や *Prevotella intermedia* を含むことがさまざまな研究で認められている[3, 5, 6]一方で，これらは健全部位や歯肉炎，歯周炎いずれの部位でも検出される非特異的な細菌[3, 7]のため，NPD を細菌検査によって診断することはできない[5, 8]．上記の口腔内症状がみられる場合，全身状態の精査のため血液検査を実施することが望ましい[9]．治療方法は，急性期とメインテナンス期で異なる．急性期の治療目的は疾患の進行抑制と鎮痛で，超音波スケーラーによるデブライドメントは有効だが，歯肉の痛みが非常に強いため器具を用いた治療が難しい場合がある．患者自身による歯ブラシ等を用いたプラークコントロールは困難なため，洗口剤による化学的プラークコントロールが有効である．しかし，発熱や倦怠感，リンパ節の腫脹といった全身症状が強い場合は，抗菌薬の経口投与が推奨される[3, 5, 7, 9]．再発する場合もあるため，継続的な管理が推奨される[3, 5, 9]．

＊ HIV/AIDS や免疫抑制された重篤な全身状態にある成人，重度の栄養失調や劣悪な生活環境・重篤な感染症（麻疹，サイトメガロウイルス，EB ウィルス，単純ヘルペスウイルス，水痘，マラリア，熱性疾患）の小児．

3. 解説，エビデンスの要約

　NPD は，他の歯周疾患とは病理組織学的に明確に異なり，重層扁平上皮内および歯肉結合組織の表層に非特異的炎症細胞浸潤に囲まれた潰瘍があることが特徴で，四つの領域（表在する細菌層，好中球が多い層，壊死層，スピロヘータ・細菌層）がみられる[10-12]．超音波スケーラーによるデブライドメントで改善しない場合や全身症状が強い場合，ペニシリン系薬剤が推奨されていた時期もあるが[13-15]，現在，海外においては，過敏症や耐性菌の出現等の問題が少ないためメトロニダゾールが第一選択である．一方で，メトロニダゾールの感受性がマクロライドやペニシリン系薬剤と比較して低いという報告もある[18]．

　日本で，NPD に対してメトロニダゾールに代わり使用可能な薬剤は，ペニシリン（ABPC）[19]，ドキシサイクリン（DOXY）[19]，クリンダマイシン（CLDM），アモキシシリン（AMPC），アモキシシリン／クラブラン酸配合薬（CVA/AMPC）である[5, 9]．なお，各薬剤の用法用量を下記に示す[19, 20]．ABPC（商品名：ビクシリン®）は，1 回 250 ～ 500 mg（力価）を 1 日 4 ～ 6 回投与する．DOXY（商品名：ビブラマイシン®）は，初日 1 日量 200 mg（力価）を 1 回または 2 回に分け，2 日目から 1 日量 100 mg（力価）を 1 回投与する．CLDM（商品名：ダラシン®）は，1 回 150 mg（力価）を 6 時間毎または重症時は 1 回 300 mg を 8 時間毎に投与する．AMPC（商品名：アモキシシリン，サワシリン®，パセトシン®）は，1 回 250 mg（力価）を 1 日 3 ～ 4 回投与する．CVA/AMPC（商品名：オーグメンチン配合錠，クラバモックス小児用ドライシロップ）は，小児は 1 日量 96.4 mg（力価）/kg を 2 回に分けて 12 時間毎に食前，成人は 1 回 250 mg（力価）を 1 日 3 ～ 4 回投与する．

　なお，多数の細菌が存在する組織内に局所投与の薬剤が適切な濃度に達することはできないため，抗菌薬の歯周ポケット内の局所投与は推奨しない[5]．

4. 文献検索

　電子検索データベースとして PubMed（https://www.ncbi.nlm.nih.gov/pubmed/）および医中誌（https://login.jamas.or.jp）を用いて論文の文献検索を行った．タイトルおよび要旨・キーワードに含まれるものに絞って関連のある論文を抽出し，その論文の参考文献リストについても内容を検討した．主要な情報として NPD に対する経口抗菌薬の投与に関する研究および報告を収集対象とした（最終検索日 2020 年 2 月 4 日）．

PubMed
（用語と検索方法）

#1	"Gingivitis, Necrotizing Ulcerative" OR "necrotizing ulcerative gingivitis" OR "necrotizing ulcerative periodontitis" OR "necrotizing periodontal diseases"	1,204
#2	"Anti-Infective Agents" OR antimicrobial OR "anti microbial" OR antibacterial OR "anti bacterial" OR antibiotic OR antibiotics OR antibiotics	1,884,624
#3	"Gingivitis, Necrotizing Ulcerative" [mesh] OR "Gingivitis, Necrotizing Ulcerative" [TIAB] OR "necrotizing ulcerative gingivitis" [mesh] OR "necrotizing ulcerative gingivitis" [TIAB] OR "necrotizing ulcerative periodontitis" [mesh] OR "necrotizing ulcerative periodontitis" [TIAB] OR "necrotizing periodontal diseases" [mesh] OR "necrotizing periodontal diseases" [TIAB]	1,200
#4	"Anti-Infective Agents" [mesh] OR "Anti-Infective Agents" [TIAB] OR antimicrobial [mesh] OR antimicrobial [TIAB] OR "anti microbial" [mesh] OR "anti microbial" [TIAB] OR antibacterial [mesh] OR antibacterial [TIAB] OR "anti bacterial" [mesh] OR "anti bacterial" [TIAB] OR antibiotic [mesh] OR antibiotic [TIAB] OR antibiotics [mesh] OR antibiotics [TIAB]	940,619

#5	#1 and #2	282
#6	#3 and #4	132

医中誌
（用語と検索方法）

#1	歯肉炎 – 壊死性潰瘍性 or 壊死性潰瘍性歯肉炎	153
#2	壊死性潰瘍性歯周炎	7
#3	壊死性潰瘍性歯周疾患	2
#4	壊死性歯肉炎	8
#5	壊死性歯周炎	0
#6	壊死性歯周疾患	0
#7	抗感染剤 or 抗菌薬	387,136
#8	抗細菌剤 or 抗生物質	186,043
#9	#7 and #8	167,572
#10	#1 and #2 and #3 and #4 and #9	0
#11	#1 or #2 or #3 or #4 or #10	166
#12	#7 or #8	405,607
#13	#11 and #12	28
#14	ヒト	8,079,656
#15	#13 and #14	26
#16	#15 and 症例報告	16
#17	#15 and 総説／解説	10

5. 参考文献

1. Papapanou PN, Sanz M, Buduneli N, Dietrich T, Feres M, Fine DH, Flemmig TF, Garcia R, Giannobile WV, Graziani F, Greenwell H, Herrera D, Kao RT, Kebschull M, Kinane DF, Kirkwood KL, Kocher T, Kornman KS, Kumar PS, Loos BG, Machtei E, Meng H, Mombelli A, Needleman I, Offenbacher S, Seymour GJ, Teles R, Tonetti MS. Periodontitis : Consensus report of workgroup 2 of the 2017 World Workshop on the Classification of Periodontal and Peri-Implant Diseases and Conditions. J Clin Periodontol, 45 Suppl 20 : S162-S170, 2018.

2. Collet-Schaub D. The prevalence of acute necrotizing ulcerative gingivitis in Swiss military collectives. Schweiz Monatsschr Zahnmed, 110 : 538-541, 2000.

3. Dufty J, Gkranias N, Donos N. Necrotising ulcerative gingivitis : A literature review. Oral Health Prev Dent, 15 : 321-327, 2017.

4. Herrera D, Retamal-Valdes B, Alonso B, Feres M. Acute periodontal lesions (periodontal abscesses and necrotizing periodontal diseases) and endo-periodontal lesions. J Periodontol, 89 Suppl 1 : S85-S102, 2018.

5. Herrera D, Alonso B, de Arriba L, Santa Cruz I, Serrano C, Sanz M. Acute periodontal lesions. Periodontol 2000, 65 : 149-177, 2014.

6. Loesche WJ, Syed SA, Laughon BE, Stoll J. The bacteriology of acute necrotizing ulcerative gingivitis. J Periodontol, 53 : 223-230, 1982.

7. Hartnett AC, Shiloah J. The treatment of acute necrotizing ulcerative gingivitis. Quintessence Int, 22 : 95-100, 1991.

8. Johnson BD, Engel D. Acute necrotizing ulcerative gingivitis : a review of diagnosis, etiology and treatment. J Periodontol, 57 : 141-150, 1986.

9. Marty M, Palmieri J, Noirrit-Esclassan E, Vaysse F, Bailleul-Forestier I. Necrotizing Periodontal Diseases in Children : A Literature Review and Adjustment of Treatment. J Trop Pediatr, 62 : 331-337, 2016.

10. Listgarten MA. Electron Microscopic Observations on the Bacterial Flora of Acute Necrotizing Ulcerative Gingivitis. J Periodontol, 36 : 328-339, 1965.

11. Heylings RT. Electron microscopy of acute ulcerative gingivitis (Vincent's type). Demonstration of the fusospirochaetal complex of bacteria within pre-necrotic gingival epithelium. Br Dent J, 122 : 51-56, 1967.

12. Courtois GJ 3rd, Cobb CM, Killoy WJ. Acute necrotizing ulcerative gingivitis. A transmission electron microscope study. J Periodontol, 54 : 671-679, 1983.

13. Goldhaber P, Giddon DB. Present concepts concerning etiology and treatment of acute necrotizing ulcerative gingivitis. Int Dent J, 14 : 468-496, 1964.

14. Rodriguez DS, Sarlani E. Decision making for the patient who presents with acute dental pain. AACN Clin Issues, 16 : 359-372, 2005.

15. Duckworth R, Waterhouse JP, Britton DE, Nuki K, Sheiham A, Winter R, Blake GC. Acute ulcerative gingivitis : a double-blind controlled clinical trial of metronidazole. Br Dent J, 120 : 599-602, 1966.

16. Emslie RD. Treatment of acute ulcerative gingivitis. A clinical trial using chewing gums containing metronidazole or penicillin. Br Dent J, 122 : 307-308, 1967.

17. Miglani DC, Subramanian S, Rajasekher A, Jayanthi S, Paramasivan CN. Effect of metronidazole and spiramycin in cases of ANUG and mixed oral infection - a double blind clinical trial. J Indian Dent Assoc, 47 : 359-368, 1975.

18. Miglani DC, Subramanian S, Paramasivan CN, Jayanthi S. Comparative study of the effectiveness of metronidazole, and spiramycin on the bacterial isolates in cases of ANUG and mixed oral infection. J Indian Dent Assoc, 47 : 219-226, 1975.

19. Horning GM. Necrotizing gingivostomatitis : NUG to noma. Compend Contin Educ Dent, 17 : 951-954, 956, 957-958, 1996.

20. 金子明寛, 池田文昭, 金川昭啓, 坂本春生, 津村直幹, 川辺良一, 古土井春吾. XV 歯性感染症. JAID/JSC 感染症治療ガイド・ガイドライン作成委員会, JAID/JSC 感染症治療ガイドライン 2019, 日本感染症学会・日本化学療法学会, 東京, 272-274, 2019.

21. 平成 30 年 9 月 28 日. 厚生労働省保険局医療課長および厚生労働省保険局歯科医療管理官 保医発 0928 第 3 号.

4 CQ に対応した抗菌薬適正使用のフローチャート

易感染性リスク，基礎疾患あり

| 糖尿病* | 高リスクの心疾患 | 観血処置不可（SRP 不可）（CQ13） | 喫煙者（CQ12） |

SRP ＋ 経口投与，ポケット内投与（CQ10）

経口投与（予防投与）（CQ11）

＊「糖尿病診療ガイドライン 2019」を参照

易感染性リスクなし

急性期

壊死性歯周疾患（CQ14）

歯周膿瘍
ポケット内投与（CQ1）
経口投与（CQ2）

歯肉膿瘍
ポケット内投与（CQ1）
経口投与（CQ2）

慢性期

歯周基本治療

歯周炎
SRP ＋ ポケット内投与（CQ3）
SRP ＋ 経口投与（CQ4）
SRP ＋ ポケット内洗浄（CQ5）

中等度・重度歯周炎
FM-SRP ＋ 経口投与（CQ6）
SRP ＋ 経口投与（CQ4, 9）

抗菌療法が奏功しなかった場合の対応（CQ8）

SPT

歯周ポケットの残存

ポケット内投与（CQ7）

SRP：Scaling and Root Planing（スケーリング・ルートプレーニング）
FM-SRP：Full Mouth SRP（フルマウス スケーリング・ルートプレーニング）
SPT：Supportive Periodontal Therapy（サポーティブ・ペリオドンタル・セラピー）

5 外部評価

　外部評価者による評価は AGREE II 評価表に準じて実施された.

　評価表の中で本ガイドラインに該当しない項目を除いては概ね 5 以上であり, 本ガイドラインの使用を推奨するとの評価を頂いた. また, 次回改訂の際には AGREE II 評価基準に沿った記載の追加で, さらなる質の向上が見込まれるとの意見があったことも付記する.

歯周病患者における抗菌薬適正使用のガイドライン 2020
ISBN978-4-263-44608-9

2020 年 12 月 10 日　第 1 版第 1 刷発行

編　集　特定非営利活動法人
　　　　日本歯周病学会
発行者　白 石 泰 夫
発行所　医歯薬出版株式会社

〒113-8612 東京都文京区本駒込 1-7-10
TEL. (03)5395-7638(編集)・7630(販売)
FAX. (03)5395-7639(編集)・7633(販売)
https://www.ishiyaku.co.jp/
郵便振替番号 00190-5-13816

乱丁, 落丁の際はお取り替えいたします　　　印刷・三報社印刷／製本・愛千製本所
© Ishiyaku Publishers, Inc., 2020. Printed in Japan